メルトダウン家族

親子関係がつくる「こころ」の問題

医療法人青峰会　理事長
くじらホスピタル院長
上村神一郎

SOGO HOREI PUBLISHING CO., LTD

はじめに

長年、精神科医療に携わり、患者さんやご家族と接しているうちに、私は現代の「こころの病気」の多くが「家族」と深く関わっているということを強く感じるようになりました。

治療を進めていても、原因となっている家族の問題が変わらないままでは、症状を落ち着かせるだけで根本的な解決にならないケースがあります。逆に、家族から距離を置き入院生活を送ることで少しずつ快方に向かう患者さんもいます。

取り出して確かめたり、取り除いたりできない「家族関係」に病気の原因が隠れている限り、治療はとても難しいものになります。家族全員が自分のこととして家族関係を見直し、調整していくことで、はじめて患者さんは快方に向かう。それほど、家族は強く影響しあっています。

家族の影響とは、よいも悪いも含め、みなさんが考えているよりもずっと強いものです。

「メルトダウン」とは、ご存知の方も多いと思いますが、原子炉の炉心溶融《ろしんようゆう》のことを言います。核燃料などが過熱して制御不能になり、自身の熱で容器を溶かし、その外側の建物を壊し、さらに周辺を溶かし続けていくという非常に危険な状態のことです。

家族の問題にあえて「メルトダウン」という言葉を使ったのは、私が日々接している患者さんのこころの病気も、家庭の中で発生し、静かに周辺へ、次の世代へと底が抜けたように連鎖していく、とても大きな危険をはらんだ問題だと感じているからです。

家族関係から引き起こされるこころの問題は目に見えにくく、しばしば気づかれずに家族からも見すごされてしまいます。しかし、取り扱いをまちがえるととんでもないことになるものです。こころの病気を抱えた患者さんと日々接していると、患者さんとその家族の苦しみが深く重たいものであることを切に感じます。メルトダウンした家族の怖さは家族問題の怖さであり、人格崩壊の怖さです。その重要性をお伝えしたくて、この本のタイトルを『メルトダウン家族』にしました。

色も音もなく静かに家族一人ひとりの間に存在し、長い時間をかけて積み重ねられる家族関係。多くの場合、成長過程にある子どもが、その後の人生を左右されるほどの大きな影響を受けます。影響を及ぼしている親本人には、思いもよらぬほど強い力で、世代間を易々と通過し、子どもへと伝わっていく。家庭が孤立し密室化が進む現代では、その影響がより深刻になっていると感じます。この本の第一章では、私が患者さんを通して出会ったメルトダウン家族について紹介しています（※個人が特定されないよう、複数の事例を複合させ、調整して紹介しています）。

振り返ると、私自身もまさにメルトダウンを起こした家族関係の中で過ごしてきました。

親との葛藤から「引きこもり」になったり、「摂食障害」になったり。現在、多くの方が抱えるこころの問題を、まさに自分自身の問題として抱えた日々を送ってきました。
「まったく、あっちにつまずき、こっちにぶつかりながら、よくやってきたなぁ」というのが正直な感想です。しかし、父とのぶつかり合いを乗り越えた今、「自分を大切にして生きていいんだ」「こころをラクにして生きればいいんだ」と思えるようになりました。

もちろん、病院に来る患者さんをはじめ、一人ひとりのパーソナリティとさまざまに入り組んだ事情や病気に至るまでの経緯から、簡単に解決しない問題が多いのも事実です。

しかし、今、あなたが「自分のこと」「家族のこと」で悩み、こころの問題について考えたいと感じているなら、ぜひこの本を読んでみてください。

こころのお医者さんと、一人静かに向き合うように、この本を読んでみてください。この本には、親との関係に悩み続けた私自身のこともたくさん書きました。「ふぅーん」という感じで読み飛ばしてくださって結構です。あなたのお話をうかがう前の、私の自己紹介のようなつもりです。

そして、私の話を聞いた後は、今度はあなたの番です。

あなたのこと、あなたの生き方や家族について、私に話すつもりで考えてみてください。

メルトダウンに陥る前に、気持ちを切り替えるきっかけになるかもしれません。人は、ボタンをかけちがえたように感じていた家族の関係を結び直したり、どこか窮屈に感じていた生き方を、自分のサイズにあわせて生き直したりしていいのです。

幸いなことに家族のメルトダウンは、気づいた人から次世代への持ち越しを止めることができます。いつからでも、何歳からでも遅くはありません。あきらめずにぜひ挑戦してみてください。

●目次

第二章　親子関係〜私の場合〜

第三章　家族のメルトダウンを防ぐために

第四章　考えすぎないためのエクササイズ

＊平成18年から法律等における「精神病院」という用語は「精神科病院」に改められましたが、本書では通例により「精神病院」の語を使用しています。

編集協力　藤原寿子（有限会社クレア）、楠本知子
カバーデザイン　小松　学（株式会社エヌワイアソシエイツ）
カバー・本文イラスト　須山奈津希（株式会社ぽるか）
本文組版　横内俊彦

第一章

メルトダウンに陥った家族たち

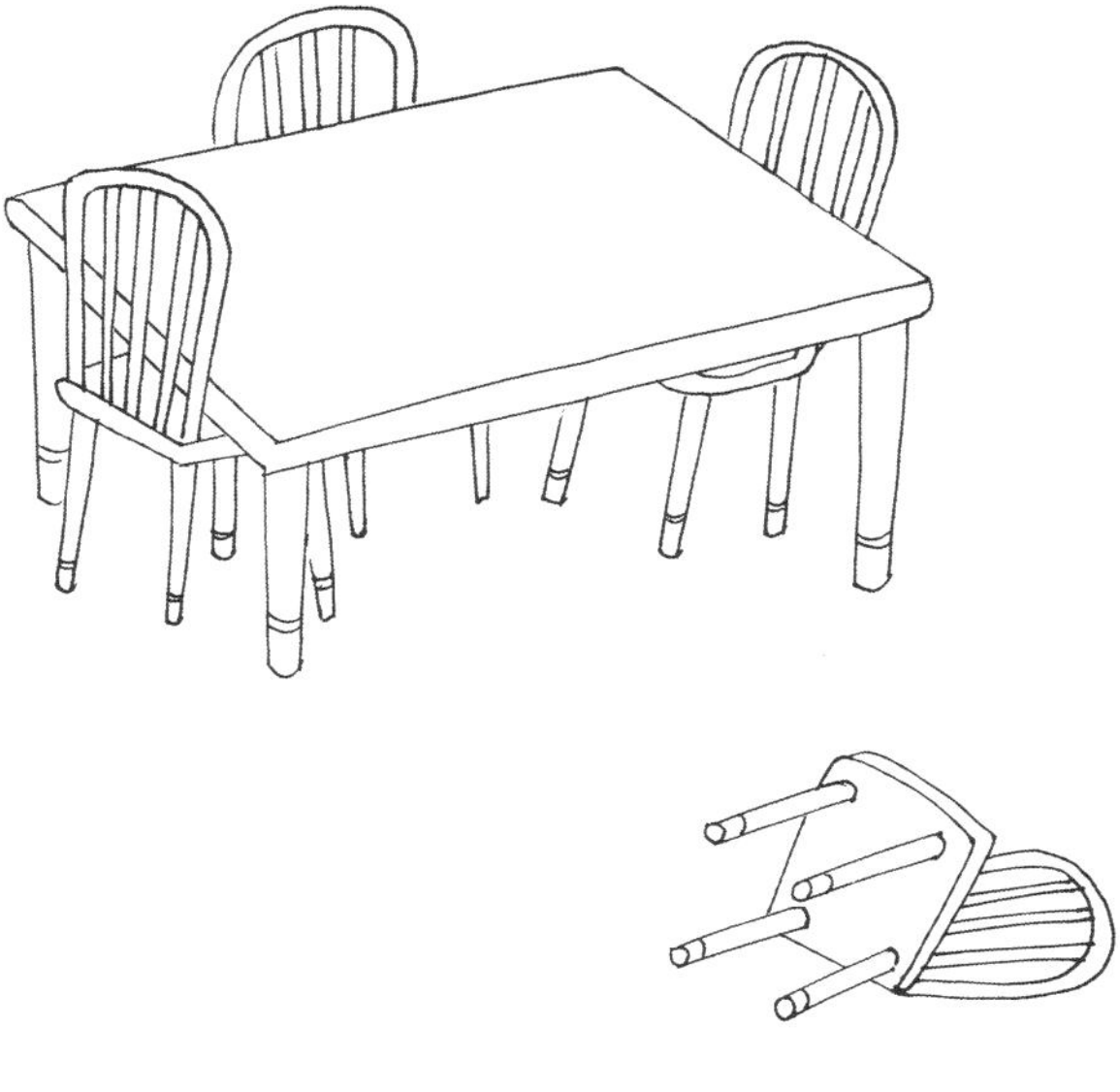

「こころの病気」と「家族の関係」

現在、多くの方が「こころの病気」を抱えて悩んでいます。

私の病院にも、出口の見えない苦しい思いで相談や治療に訪れる方がたくさんいらっしゃいます。そうした患者さんの多くは、人との関係をうまく結べずに、社会生活を送るのがむずかしい状態になっています。自分の考え方のクセや生き方に悩んでいる方も、よく話を聞いて悩みを解きほぐしていくと、その奥には人間関係についてのこだわりや、その原因となるこころの傷が関係していることがあります。そして、さらにそれを解きほぐした先に見えてくるのが「家族の関係」です。

すべての問題が、それで説明がつくわけではありませんが、人の社会観の土台となるものが人間関係です。そして、人間社会のいちばん小さなユニットが家族、親子ですから、人間関係の基本は親子を中心とした家族関係です。

早くに親と死別したり、離れて生活していた方もいるでしょうが、その不在も含めて、人から生まれ人に育てられたすべての人に、親や家族（血縁の有無に関わらず）から受けた影響があると私は考えています。

以前の研究では、生後６カ月くらいまでの赤ちゃんは、周囲の人間にあまり顕著に影響されないと考えられていました。しかし、現在、乳幼児精神医学では、お腹の中の赤ちゃんでさえ、そのメンタリティには、すでに妊娠中のお母さんのメンタリティが影響を及ぼしているらしいということがわかってきました。

赤ちゃんは生後６カ月の頃には、身のまわりの事態を五感で把握して、学習しているという考え方が一般的になっています。もしかしたら、生まれたばかりの小さな赤ちゃんであっても、お腹の中で、こころのあり方に影響する刺激を受け取っていたのかもしれません。

生命が宿ったその瞬間から、へその緒でつながっている母親の影響を受け始め、さらに、生まれてからもさまざまな周囲の刺激や影響を受け続けているということです。赤ちゃんの段階から、皆それぞれの繊細で敏感な感性を使って、外界とつながり、人として生きることをスタートさせているのです。ここですでに最初の親子関係が登場します。

そう考えていくと、もしも、強い刺激を受けたりすると、その影響で赤ちゃんのこころは傷ついているかもしれないということです。刺激がよい反応を引き出すこともあるでしょうが、癒える機会がなく、こころに傷を持ち続けたまま成長していくことも考えられます。

多くの場合、自分自身でこころのバランスをとることをおぼえたり、ケアしたり、また、周囲にケアされて傷は癒されていきます。しかし、ささいな傷だったものが肥大化し、一生抱え続ける「こころの傷」に姿を変えていく場合もあるのです。時として、そんな傷を最初に与えてしまう身近な存在が「親」なのかもしれません。

このように書くと「怖くて親になどなれない」と思われてしまうかもしれません。しかし、こころの傷は決して一生消せないわけではなく、多くの人が日々、何かに傷つきながら生きています。小さな子どものときから、傷ついたり癒やされたりを繰り返しながら、人生は形づくられているのだとわかることが大切です。このことに気づくだけでも大きく違います。

さまざまな刺激に対して、こころのバランスをとることが上手になると、人は傷つきながらも強くたくましく生きられるようになります。そして、成長していくことができるのです。

私が出会った患者さんと家族も、それに気づき、対峙《たいじ》したときからゆっくりと少しずつ、回復へ向かって時間を進めていくことができたのだと信じています。

遊ぶ機会＝成長の機会を奪われた子ども

A君は16歳ぐらいの頃、はじめて家族に連れられて相談に来ました。

A君は家に引きこもったままで、人が怖くて人と話をすることができませんでした。抑うつ状態ということで数回の入退院を繰り返すうち、私は少しずつ彼と会話をするようになりました。

そこで出てきた言葉は、「お母さんが自分の代わりにすべて考えて、次はああしなさい、こうしなさいと、何から何まで全部決めてきた。自分はこれからどう生きていいのかわからない」というものでした。「何をやる気も起きないし、何をやっても無駄だと感じてしまう」とA君は私に訴えました。詳しく聞いてみると、幼い頃から学校や進路など、全部お母さんが考えて決めるので、それに従って生きてきたと言います。「親に従うのが当たり前だったので、そういうふうに頑張ってきた。でも、もう体がついていけなくなった」と言いました。

両親がともに医師であるその家庭で、A君はとても期待されて育てられました。幼稚園受験、小学校受験、中学校受験をこなしてきたけれど、何年もの疲れが溜まり、高校受験後、ついに「引きこもり」から不登校になってしまったというのです。

A君の記憶は幼稚園受験のために、泣きながら幼児教室に通うところから始まっています。幼児教室で受験用のペーパーをこなす日々が続き、幼稚園に入ると今度は小学校受験のための準備が始まります。幼い頃から1時間かけて塾に通い、小学校高学年の頃にはすでに大人も顔負けの夜11時帰宅、翌朝6時登校です。そうした生活を続けたあげく、高校に入学したのですが、ついに限界を迎えたというわけです。

両親にとっては、自分たちの子どもにふさわしい教育を受けさせ、よりよい進路を整え、サポートしているつもりだったのでしょう。それがA君の心身の成長を妨げ、病ませているとは夢にも気づいていないようでした。

彼の両親は、高校に行かなくなったA君を今度は海外の学校へ留学させました。しかし、海外の学校でも同じように引きこもったまま人と関わりを持てず、A君は結果的に帰国してしまいます。

これは当然で、彼は幼い頃から遊ぶ時間がなく、子ども同士で親しく過ごしたことがありませんでした。自然に人と関わる経験が極端に少なかったため、人と親しくするための基本的な方法を知らないのです。言葉を交わして関係を築き、ケンカしては様子を見て謝ったり、仲直りして信頼を深めたりといった経験が、まったくと言ってよいほどなかったのです。

親に指示されて従う、教師に教えられ、よい結果を出せれば親や教師に認められる。

人とは競い合って勝つか負けるか、といった人間関係しかないA君の人生経験は、ある意味で貧相なものです。周囲の人たちとどのように関係を築いてよいのかわからず、自力で社会性を育むのはとても困難な課題だったことでしょう。

A君のケースに見られる親の過干渉を「代理行為」といいます。

子どものことならばなんでも干渉してくる親によって、子どもが自分で考えて行動したり、失敗から学ぶ機会が奪われたりしてしまった例です。親がよかれと思ってしてきたことで、子どものこころがいかに多くの困った影響を受けているか。しかし、親は「子どもにとって最善」と思って干渉しています。自分が間違っているとは思いませんから、接し方を変えようとはしません。A君を連れて病院に相談に訪れたときも、親は、彼の内部に原因があるのではないか、おそらく発達障害だろう、と考えていたほどです。

そして、切ないことですが、こんな場合でも子どもは親に悪気がないことをよく知っています。だいたい、ものごころつく前から接している親に対し、問題が深刻化する前に、早い段階で子どもが自発的に疑問を抱くということはなかなかむずかしいのです。子どもはこころの中に壁を作っていくことでしか、本当の自分を守る術がなくなってしまい、対外的には何も言わなくなっていきます。そして、こころの壁の内側でどんどん自分を責めている状態が続きます。

A君も親のせいで病気になったとは考えていませんでした。それどころか医師である父親のことをとても尊敬し、憧れているようでした。

入院治療を経て、現在、症状も落ち着いたA君は家族から離れ、AO受験で合格した大学に親戚の家から通っています。大学では熱心に勉強に打ち込んでいるようです。これはよい結果になってよかったという話ではありません。A君は大学へ通いながら、ひたすら勉強する以外に時間の使い道がないのです。

なぜなら、A君は一度身につけてしまった人間関係のパターンから脱することができず、「まわりの連中は頭が悪いヤツばかりだ」と言って「見下す」ことでしか、周囲との関係を作れないからです。そうしなければ自分のこころを安定させることができないのです。当然ながら友人もいないようです。こんな寂寥《せきりょう》としたA君の人間関係と青春が親の望んでいたことでしょうか。

将来、時間をかけてA君のこころが成長し、周囲に対して違う見方ができるときがきたら、そのときこそ、恐れ縛られながらも憧れ続けた父親を超えるときなのかもしれません。

引きこもりとエリート

普段から、親や家族に向かって自分の思ったことを言えなかったり、自分の感情を押し殺したりしている子どもの中には、学校などの集団生活で必要以上にびくびくしている子がいます。何かちょっかいを出されたときに、きちんと抗議をしたり、言い返したりすることができない。さらに、そうした状況が続いても、親や先生に相談できずに抱え込んでしまう。何かのはずみで爆発するまで、誰も気づいてあげることができなかったという、悲惨な状況を招く場合があります。

親からすると、「自分たちは子どものためによいことを何でもやってあげている」「密に接している」と思っています。しかし、子どもの側から見ると、親との間に、自分でもどうしてよいかわからないほどの高い壁ができています。苦しい状況に陥っても、親には本当の自分を見せられない、助けを求めることができないと感じているのです。

親と子の強い支配関係が無自覚に作られている状態は「子どもを幸せにする」ことから遠ざかっていくばかりです。

また、子どもにとって唯一絶対的な存在である親から、「まわりより努力しないとだめだ」というような比較言葉をずっと言われ続けていると、子どもは自分のこころに肯定的な自分らしさという「核」が見出せなくなっていく場合があります。

思考や判断の軸となる自分の基準を持てないまま成長すると、まわりと比較することでしか自分の価値を計れない、そんな大人に成長してしまいます。自分で自分のことを認められないから、自信がなく、いろいろな立場や角度から物事を見るというこころのキャパシティが広がらない。すると、自分と異なる意見に対して攻撃的・威圧的になったり、あるいは自分を卑下するような思いにとらわれてしまいます。まわりと競争し、上位に立つことが、無意識のうちに人生の最重要課題となっているのかもしれません。そうして大人になった方の内面は、こころが安らぐことなく、いつも焦燥感にさいなまれて苦しいものです。

親や社会の要求するイメージに合わせ、周囲と競争することを求められ、そうした要求に抵抗する姿が「引きこもり」だとすれば、それは人間として自然な反応かもしれません。その対極にいるのが、親の価値観と言葉をそのまま受け入れて実行していく真面目な子どもたちです。

「いい子」でいるということは、自分の考えと関係なく社会の基準に合わせるということです。ずっと「いい子」でい続けるのは、他人の価値観、親の基準や社会の基準に自分を押し込むことになり、自由な魂を持った人間なら抵抗したくなって当たり前です。もちろん、「いい子」と言われつつ、適度にガス抜きをしながら、実体験を重ねて自分の価値観を獲得していく子どもは多いことでしょう。

しかし、社会の型に合わせ、親の理想に合わせ、自分を抑えながら大人になってしまい、喜怒哀楽といった人間らしい感情表現すらできなくなっている方がいます。こころの奥の本音を出すことなく社会に出て、自覚なく無理を重ねている方も多く見られます。それは、ある意味で引きこもりよりも不自然な姿かもしれません。社会的にエリートとされている人たちの中に、そうした方が多いように感じられるのは皮肉なものです。

厳格な家庭が作り上げた娘の人生

知的で厳格な両親の元で育ったC子さんは、学校を卒業後、就職した頃から対人関係で悩むようになりました。C子さんは、周囲と対等なコミュニケーションがとれないのです。

幼いころから家庭内で自分の意思を尊重されたこともなく、父親の決めた厳格なルールに支配されていたC子さんは、人に対して「依存」か「支配」の関係しか作れなくなっていました。特に男性に対しては顕著で、次から次と「依存」と「支配」の関係を繰り返しては別れてしまいます。

あるとき、そうした男性関係のトラブルから混乱し「死ぬ！　死ぬ！」と自宅で暴れ始め、リストカットやOD（※オーバードース。薬品などを大量に摂取すること。自傷行為の一種）をして、家族に連れられてやってきました。

厳格な両親の顔色を伺いながら、決められたルールに従って育ったC子さんは、自分という核がないまま成長していました。そのため人との距離感がうまく取れず、どこに行っても生きづらい状態になってしまいます。

この入院をきっかけに治療を受け始めたC子さんは、症状も落ち着いていきました。C子さんは退院し、日常生活を送りながら、やがて伴侶を得て結婚することになります。

ところが、しばらくすると残念なことに夫が失業してしまいます。そして、夫婦で生活保護を受けることになりました。夫婦どちらかでも働けばいいじゃないかと思われる方も多いと思いますが、夫婦二人してこころの状態が悪くなっているときは働くことができない場合があります。C子さんが選んだ男性は少しこころに弱い部分があったようです。

ここにもC子さんの生育歴の影響が見られます。そうした弱い部分を持った男性だったからこそ、お互いに理解し合えたということがあり、それはよい悪いではなくて、今となっては仕方ないことです。

そんな状態がいいわけではないと、本人たちも十分にわかっています。C子さんは通院を続けながら、少しずつ快方に向かっていました。その結果、C子さんがとった行動は、未熟な二人の結婚生活に終止符をうち、離婚するというものでした。

前進する意味で選択した離婚でしたが、それは二人にとってさらに辛い経験になります。C子さんの夫だった人は混乱してこころの状態が悪化してしまったのです。C

子さんはその責任が自分にあると考えて落ち込み、再び取り乱して暴れる日が増えていきました。C子さんはまた、一から治療を始めることになりました。

その後、時間をかけ、症状が落ち着くところまで回復したC子さんは退院しました。

現在のC子さんはどうしているかというと、そのことをすっかり忘れてしまったように、別の男性とつきあっています。病院に初めて来た頃と変わらず、次々に、あまり誠意があると思えない男性とつきあっては別れるということを繰り返しています。アルバイトもしていますが、リスクと誘惑の多い職種ばかりを転々としています。

どうして、そうした男性やそうした仕事ばかり選んでしまうのでしょう。

それは厳格すぎる親に甘えることのできなかったC子さんが表面的なやさしさにとても弱いからです。ちやほやと自分にいいことをいっぱい言ってくれたり、甘い言葉をかけられると、すぐにこころが傾いてしまうのです。

多くの人は、社会はそれほど甘いものではないということを、かなり幼い頃から体験として知っています。小学校から中学・高校の時期に、その成長過程にふさわしい対人関係の失敗を通して身につけていきます。甘い言葉を信用して痛い目に合えば、ものごとを判断する力が身につきます。しかし、C子さんのように厳しいルールに守られ、小さな失敗すら体験できずに大人になった方の中には、自分で見きわめる力や、対処する力を育てられなかった方がいます。

親が決めた四角い箱しか用意されていない家庭で、C子さんは甘えることも、自分本来の姿で成長することも、解放させることも許されずに育ちました。そのため、社会に出た途端、まやかしの「愛され」「甘えさせ」「やさしくされる」状態に幻想を持ち、吸い寄せられてしまうのです。

優秀な親が陥る子育ての落とし穴

こころの病気になる子どもの親は、社会的にエリートと呼ばれる方々が多いように思えます。もしかしたら、そうした親は若いときから多くの知識や情報を持ち、物事を理解する能力に優れ、勉強や仕事を思い通りに進めてきたのではないでしょうか。

家庭や家族、人のこころまでも自分は理解しきれると過信しており、また、思い通りにできると勘違いしているのではないかと思うことがあります。

事業などで成功されている男性に多いのですが、100％の完璧を目指したり、自分は誰それに勝っているとか、周囲の中で一番であるという考え方をしたりする人もいます。こうした考え方は、仕事の場はともかく、子育てや家庭生活ではあまりよい影響を及ぼしません。

この傾向が度を過ぎてエスカレートしていくと「自己愛性人格障害」となり、自分の賞賛のために他人を使い、人は自分のために存在していると思い込むようになります。

そうした傾向の強い方は家族間でもそんなふるまいをして、孤独になりやすいのが特徴です。自覚があればいいのですが、むしろそんな自分の何が悪いと開き直ってしまう。いつまでたっても比較するものを求め、その中で自分の存在意義を確かめようとする姿は虚しいものです。

こうした親の中には、病気の原因や処方された薬について調べ、すぐに原因を取り除くことを求め、子どもにも治るための努力を強いる方がいます。そして治らないことに対して納得しない。しかし、こころの病気というのは、一人ひとりの患者さんによって病状や経過が違うので、一概に病名ですべてを括ることなどできません。人のこころが複雑で奥深いように、多くの場合、病気の原因はすぐに探り出すことが難しく、また、患者さん一人の中にあるというより、周囲、特に家族との「関係」の中に見出されることが多いのです。そして、原因をつきとめたとしても、それを取り除けばすぐに治るというほど、人のこころは単純ではありません。

以前、「精神科の医師というのはいったい何をしているのだ?」と、患者さんの親から詰め寄られたことがあります。精神科医というのは、レントゲン写真を見て説明したり、手術をしたりということがありません。患者さんの話を聞いたり、少しアドバイス的なことを言ったりするだけに思われてしまいます。実際、症状が重いときに薬の処方をする以外は、そうした対応をしていることが多いのです。そうして患者さんのこころの状態に根気よくつきあい、時間をかけてこころを見守っていくことが大切なのですが、原理原則が当てはまりにくく、捉えどころのない「こころ」の治療は、こうした方にとってはムダと無能のかたまりのように思えたのかもしれません。

C子さんのこころの問題も、彼女の親のそうした考え方こそが深く関わっているのではないかと感じました。そもそも、人の「こころ」とは、他の人間が頭でわかったつもりになったり、手を出してあれこれといじったり、都合のよいように操作したりできるものではないのです。

この世界は優秀な人ばかりで成り立っているわけではありません。「弱さ」や「愚かさ」を持つ人間も含めて成り立つ世界です。そして、一人の人間の中にも「弱さ」や「愚かさ」はあるはずですが、それを頭から認めない親や家庭というのは、子どもにとっては窮屈で息苦しいものでしょう。自分と違う人間、自分よりは劣っているかもしれない子どもや家族の存在を「認め」「許し」「見守る」謙虚さがあってはじめて、弱さや愚かさを克服する力の成長が育めるのではないかと思います。

今も時々、病院に顔を見せてくれるC子さんに対して、私は、危険な状態のとき以外は「本人の成長を待つ」という姿勢をとっています。これは効率重視の彼女の父親からしたら、気が遠くなるほど消極的な手法と思われることでしょう。

しかし、幼いC子さんの話を家族が聞き、待ってあげる時間がなかった分、今、誰かが何倍もの時間をかけて待ってあげるしか、C子さんのこころの成長を助けることはできないと感じています。

家族の努力が実を結び、虐待から脱した女性

都心の高級マンションに夫婦で住み、都会的で洗練されたファッションに身を包んで現れたT子さんは子どもへの虐待で悩んでいました。

夫婦関係は良好でしたが、夫は会社を経営していて海外出張が多く不在がちでした。その間、T子さんは幼い子どもに手を上げて、暴力をふるってしまうと言います。彼女は「なぜ、自分はこんなにキレやすいのか？」と悩み、しつけや体罰を超えて、明

らかに虐待へとエスカレートしている自分に怯えていました。自分でわかっているのに、母子だけの空間でやめることができない虐待。T子さんのケースは周囲が気づいて、このままでは子どもが危険という判断から入院治療をすることになりました。

T子さんを診てみると、パーソナリティがとても不安定だということがわかりました。入院中もちょっとしたことで激高しては「死んでやる！」と叫んで暴れることがありました。

しかし、徐々に治療効果が表れ、気持ちも落ち着いてきたT子さんから、自身の子どもの頃の話を聞くことができました。

T子さんは地方の裕福な家庭の出身ですが、両親、特に母親からとても厳しく育てられたことがわかりました。日常的に叱られ続け、叱られた記憶以外には母親の記憶がないということでした。

T子さんは幼い頃から、母親に対して「甘えたい」「親しく接したい」「可愛がられたい」と思いながら、それが叶えられずに成長したようです。大人になり、結婚して母になりましたが、母親に対する愛憎が入り混じった感情はこころの奥に隠されたまま。母親との関係が不完全だったことで自信がないため、T子さんのこころはいつも不安が強く、暴れたりトラブルを起こしたりしては、「この人は自分を見捨てるのではないか」と、周囲の愛情を試すようなことをしていたのです。

また、やさしく楽しく子どもに接する「母親モデル」が持てなかったT子さんにとって、子育ては極度の不安と緊張を強いられる孤独な作業だったと言えます。そうした要素が重なった結果、子どもに不安をぶつける虐待へとエスカレートしたのです。

子どもらしさを許せない親のこころの奥にあるもの

親の言葉は親が思っている以上に、子どもに対して影響を与えています。

親にそんなつもりはなくとも、子どものこころにコントロールを加えてしまうということも起こります。さらに掘り下げていくと、言葉だけでなく、親の「無意識」が、子どもの人格形成に強い影響を与えていることもあります。

「意識的に何かを伝えるならともかく、無意識がどんな影響をするのか？」と思われるかもしれませんが、それについてもお話していきましょう。

「無意識」というくらいですから、親自身もなかなか気づくことのできないものです。子どもに対して、ついつい厳しく接してしまう親の背景には、自分もまた親に厳しく育てられたという経緯が見られます。厳しくとも、親子間で信頼関係が確立されているなど、マイナスの影響がない場合はよいのですが、「厳しくされるばかりでつらかった」「少しも子どもらしく楽しく過ごせなかった」という寂しい事実が浮かび上がってくるT子さんのようなケースもあります。


子ども時代から「ちゃんとしなさい」「きちんとしなさい」と言われ続けて、その通りにするのが当たり前に育ってきた方が親となったとき、自分の子どもに対しても同じように接してしまいがちです。頭では理解しているつもりなのに、「子どもが子どもらしくふるまうこと」が、なかなか許せないのです。

子どもとは、本来、エネルギーの塊で、自由に動き回り、社会秩序をものともせず、汚くて乱暴でアトランダムなものです。そのアトランダム性は大人の社会秩序を脅かしても平気です。しかし、親は、安心するためのルール（それは親自身が子ども時代から引き継いだものかもしれません）が破壊されると不安になり、許せないという気持ちになります。

そして、かつて自分が言われたように「きちんとしなさい」「かたづけなさい」と子どもを叱咤し続けてしまう。自分が許されなかったことは、子どもにも許さない。

そこには、親が「自分が不安だから子どもに対して怒っている」という事実があるだけです。子どもという一人の人間に向き合い、「彼（彼女）はどんな人間なのか、理解しよう」という親の姿は残念ながら見当たりません。

T子さんは入退院を繰り返した後、本人の努力もあって回復へ向かいました。

夫が彼女の治療に協力的だったことは非常に大きな支えでした。仕事が忙しいとはいえ、大切な家族を守るためには、自分が妻と子どもに対して優先的に時間を割き、根気よく、愛情深く接することが重要だと理解していました。

現在、T子さんは、夫の仕事に伴って海外で暮らしています。家族全員で過ごす時間が重要という判断から、家族で引っ越していきました。

T子さんの回復は、周囲の理解と協力によるところが大きいのですが、T子さん自身の「こころの土台」と言える部分がしっかりと存在していたことが、回復を助けたと感じます。

T子さんの記憶の中では叱るばかりの怖い母親でしたが、それだけではなかったようです。T子さん本人が表面的には忘れていても、どこかで微かにアンバランスながらも母親の愛情を感じつつ成長できていたのでしょう。子どもの頃に愛情をもって育てられた経験を持つ人は、こうしたこころの土台がしっかりとしていることが多いのです。

親が意図することと子どもが受け取ることにはギャップがあり、愛情を持って接していても、その年齢に相応しい方法でなければ、親子間で十分に伝わらないということが起こりえる、そんなケースだと言えます。

「母親を殺してやる!」と息巻いた女性の葛藤

30代のM子さんは「母親を殺してやる!」と叫んで病院の受付にやってきました。診察を始めた私に向かって、1時間ずっと怒鳴り続けるという興奮状態でした。

M子さんは地方の資産家の娘で何不自由なく育ったように思われますが、高校生の頃から母親との折り合いが悪くなっていました。今となってはその理由も定かではありませんが、兄弟の中で彼女だけ母親と相性が悪かったのか、母親の側に何か特別な理由があってM子さんを嫌っていたのか、一人だけ違う扱いをされて育ちました。もちろん、実の母親です。

入院後、落ち着きを取り戻したM子さんは、少しずつ子どもの頃から今までのことを話し始めました。家族の中でM子さんだけが子どもの頃から母親に話を聞いてもらえなかったり、日常のさまざまなことが別扱いで差別されたり、家庭内で阻害されていたようです。これは、あきらかに虐待にあたります。

「虐待」というと、一般的に、殴ったり蹴ったりと積極的に手を出して暴力を加えるイメージを持つ方が多いと思います。それ以外には、子どもに対して十分な食事を与えなかったり、危険な場所に放置したり、適切な教育を受けさせない放棄（ネグレクト）という虐待があります。

それから、あまり知られていませんが、心理的な虐待というものがあります。これは子どもがこころに傷を負うほどの心理的な仕打ちをすることです。怖がらせたり、バカにしてけなしたり、人の前で笑いものにして恥をかかせたり、冷淡な態度をとることなどが含まれます。

たとえば、子どもが学校でほめられるようなことをしたり、何かよい成果をあげて喜んで報告しているのに、そうしたことを認めず、常に否定的なことを言うなど。子どもをバカにして自尊心を傷つける。また、親の離婚後、離れた親に会いに行った子どもに対し、冷淡に接して追い返すなども心理的な虐待にあたります。

日常的にこうした仕打ちに合って成長した子どもは、こころに大きな傷を負っていることが多々見られます。

さて、そんな家庭で育てられたM子さんが、行き場のない怒りや悲しみを爆発させてしまったのは当然です。M子さんは家庭内暴力ということで精神病院に連れていかれました。M子さんの抵抗はさらに強まり、暴れては病院へ連れて行かれるという日々が続きました。そしてついに17歳のとき、地元の精神病院に入院させられてしまいます。これは大変に苦しいことだったと思います。

子どもが自分の都合のいいように、一方的に親のことを悪く言う場合がありますが、M子さんの場合は違いました。M子さんは自分と親についてよく理解していて、親子間の問題として捉えています。母親の一方的な虐待に対し、言いようのない怒りと悲しみでこころが塞がり、その結果として家庭内暴力という形で抵抗していたのです。

この家庭の場合、M子さん一人が病気で問題児だったのではありません。母親という大きな原因があるのに、それがすべてM子さんのせいにされ、病院に閉じ込められてしまったことが問題です。残念なことですが、「保護」という名のもとに患者さんの人権が無視されている施設は、まだ数多く見られます。外から鍵を掛けられた病室で、誰一人としてM子さんの言うことをまともに聞いてくれない日々が続きました。

それによって、M子さんの人格形成には大きな影響が出たと考えられます。

その後、病院を出る機会を得て東京にやってきたM子さんが、私の元にたどり着いて最初にしたことが、1時間かけて今までの怒りを吐きだすことだったのです。よく1時間で済んだものだと思います。


M子さんはこころの健康を取り戻すために入院しました。

普通の生活に近い入院生活を送りながら、激しい症状は少しずつ落ち着いていきました。しかし、母親から受けた虐待によってM子さんのこころと人生は大きく変わってしまったのです。それに対する彼女の怒りは強く深く、また、正当なものでした。M子さんは母親を相手どって裁判を起こそうとします。

家族といえども訴訟の多い欧米と違って、日本でこうした訴訟が成り立つことはめったにありません。精神病院に入院歴のある娘と入院させた親とでは、誰もが親の言い分が正しいだろうという先入観を持つため、ほとんどの場合、弁護士も相手にしません。しかし、M子さんの熱意は凄まじく、弁護士に次々と断られてもあきらめませんでした。虐待の証拠となりそうな書類や資料を自分で丹念に集め始め、対応してくれる弁護士を根気強く探しました。

そして、やっと耳を傾けてくれる弁護士に出会い、訴訟にこぎつけたのです。

その結果、M子さんの訴えは認められ、母親から相応な慰謝料が支払われました。

M子さんは、こうしてもがき苦しみながら何年にもわたる戦いを続け、親にペシャンコにされた尊厳を取り戻し、自分を取り戻すことができました。この裁判後、M子さんの怒りは少しずつ収まっていき、同時に生活にも変化があらわれます。現在は、高校を出たら進みたいと考えていた分野の大学を受験し、趣味の活動なども熱心に続けています。

しかし、M子さんが愛情に包まれた普通の家庭で成長していたらと考えると、その代償は大きなものです。そして私は、M子さんが短絡的な暴力手段に訴えて親や自分を攻撃せず、正当な法的手段で戦ったことに対し、そのこころの軌跡の尊さに胸を打たれました。

家庭の密室化が加速させる虐待

今の日本は、コミュニティなどの人間関係が希薄になる一方で、家庭内の人間関係が複雑化したり、必要以上に濃厚になったりしているように思えます。社会環境や生活様式の変化に伴って核家族化が進み、多くの家庭で密室化が見られます。風通しの悪い家庭で、長い時間、母親一人が一人、二人という少ない数の子どもに向かい続ける。それは長い人類の歴史の中で見ると、家族のあり方として、あまり自然なことではないように思えます。

そうした母子で過ごす時間の密室化、長期化などが、子どもの年齢に応じた自然な親子関係を結びにくくしているのかもしれません。そして、それだけにとどまらず、そんな家庭内で虐待の芽が育ち始めると、一気に加速していく怖さがあります。

密室化した家族の中で、母親より力の強い父親が暴走したら誰も止めようがありません。母親の場合も同じです。父親が不在がちな家で母親が家の長になり、暴走してしまったら、やはり止める者がいません。本当に親が家の独裁者になってしまいます。自分のルールを子どもに押しつけ、それがエスカレートすると虐待になります。祖父母や親戚、近隣の人など、第三者の監視の目がないため、力を持った人が暴走しやすいのが今の家庭の弱点です。

世代間で滑り落ちていく生活基盤

N君兄弟は小さい頃から施設で育ちました。

通院していたのはN君たちのお母さんです。この女性は若い頃からうつ状態が続き、近づいてくる男性とすぐに一緒に暮らしては別れるといったことを繰り返していました。こころが不安定なため、常に誰かを頼って安心したいと感じているのです。ここころに傷や問題を抱えている女性で、こうした傾向のある方は多く見られます。お互いの個性を尊敬し合い、人間性に惹かれ合って関係が築かれるのではなく、そもそも一人でいることに耐えられないために相手を求めてしまう。その関係性だけを求めているので、極端に言うと、適当な男性であれば相手は誰でもよいということになってしまいます。そのため、相手も、手軽に関係が結べれば女性なら誰でもいいという男性と出会う確率が高くなります。表面的な誘惑を介して出会う関係は、責任感も誠意も薄い関係ですから破綻しやすいものです。N君のお母さんは次々と子どもを生み、生活保護を受けながら暮らしていました。高齢の祖父母も対応できないということで、子どもたちは施設で育つことになります。

施設で学童期を過ごしたN君は、周囲の理解もあり高校へ進学しました。しかし、不安定な心理状態の母親から育てられ、虐待された経験があったため、N君はこころの底に、人に対する不信感と恐怖感を持っています。施設では保護されて安心な生活でしたが、N君なりに職員など、周囲の大人の顔色を伺いながら生活していたようです。外の世界、学校や集団に入っていくことが怖いと感じていたN君は、高校に通いきれず、中途退学してしまいました。

さらに厳しいことですが、施設で生活できる年齢ではなかったため、N君は行き場を失ってしまいました。兄と姉はなんとかそれぞれアルバイトで生活を立てていましたが、とても弟まで面倒を見られる状態ではありません。このような状況に陥る子どもたちはとても多いのが現実です。

たとえば、「住込みで働けばよいのでは」と考える方がいると思います。しかし、現実はそのようにはいきません。すべての子どもがそうとは言いきれませんが、幼い頃から複雑な環境で育った子どもは、こころの土台がとても弱い場合があるのです。心身とも、健康にたくましく育った子どもでさえ、住込みの仕事は体力的にも心理的にもきつい職場が多いものです。ましてやN君のような事情を抱えた子どもは、厳しい人生修行としてプラスに捉えたり、前向きに明るく乗り切れるタフさなど、持ち合わせていないことがあるのです。

こうした子どもたちは、周囲のサポートも得にくいため、未熟な状態のまま社会に押し出され、危険や誘惑が多い世界に引き込まれていきます。行政も含めて社会全体がこういう状況に置かれた子どもたちの生活の場、受け皿を考えていくことが早急に必要だと感じます。

似たケースで、うつと依存傾向があり、男性を転々と変えていた女性がいます。その方の父親は高級官僚、祖父は地方の名士でした。女性も有名な私立の女子校に通っていましたが、思春期頃から父親との関係がうまくいかなくなり、高校の途中から生活が乱れはじめ、男性関係のトラブルを起こして退学し、家を出てしまいました。

その後は同じような流れです。うつと依存傾向を治療しながら生活保護を受け、彼女の子どもたちは施設で暮らしています。子どもは女の子ですが、施設を出ると、その子もまたすぐに妊娠し結婚しました。

このような状況で育った女の子の場合、早い段階で、愛情の対象を得て寂しさを埋めようとする子が多く、若いうちに相手を求め、妊娠し出産しているように思います。誠実な相手と家庭を築ければめでたしですが、そういうケースばかりではありません。生まれた子どもを育てきれず、母親、つまり患者である若い祖母が仕方なく育てているといったケースもあります。

誤解しないでいただきたいのは、「母親の疾患がN君に遺伝した」という話ではありません。「こうした家庭環境で生い立った子どもは全員問題を抱えている」ということでもありません。「親の影響で家を飛び出た娘は10代で妊娠出産し生活保護を受けるなど、不幸を繰り返す」と決めつけているわけでもありません。私のところにやってこない、元気な方々の存在がそれを裏づけています。

しかし、あきらかに親の影響によって、人生を厳しい状態でスタートさせなければならない子どもたちは存在し、生活基盤などの経済レベルも含め、あっという間に滑り落ちていってしまいます。その連鎖をどこかで誰かが止めなければなりません。

コミュニティの持っていた力

時代が戻れば解決するとも思いませんが、家庭における親子、父母といった役割分担は昔のほうがはっきりしていました。

たとえば、父親が偉そうに振舞っていても、それは現代のそれとは少し違った意味合いがあります。父親自身がなんでも、すべて自由で思い通りになっていたわけではありません。暑い寒いといったことにはじまり、水や電気などが整っていない時代は、日々の暮らしに不自由や不快なことがたくさんありました。なんでも自分の思い通りになると勘違いしそうな、現代社会の快適さに比べたら、親だろうが子どもだろうが、我慢だらけの生活だったでしょう。

そんな中で家族は全員が力を合わせないと成り立ちません。農作業の仕事など経済の単位が家族であり、また、その家族でコミュニティに属して責任を果たすことが重要でした。それによって、家族が食べて生きていくことができ、コミュニティも成り立つ。そして、そのコミュニティは公平さや倫理を維持する機能を果たしていました。しかし、今は、そんな仕組みやコミュニティの力も衰え、身近なところでは、見守って注意してくれる客観的な年長者も少なくなっています。

未熟で不完全な人間が、問題を抱えたまま親になっていたのは、今も昔も同じです。しかし、昔のほうが今より少しばかり、子どものこころが成長しやすかったのではないかと感じます。それは、周囲の人々、地域社会が受け皿となり、親代わりとなって少しずつ分担しながら、子どもたちを見守り育てていたことが大きいと思います。

こうして見てきたように、家族、特に親子の関係は人の一生に大きく影響を及ぼします。思えば私自身も親子関係の問題で苦しんだ経験がありますが、現在、精神科医としての仕事に活かされていると感じます。次の章では、私自身の生い立ちを振り返ってお話したいと思います。

第二章

親子関係～私の場合～

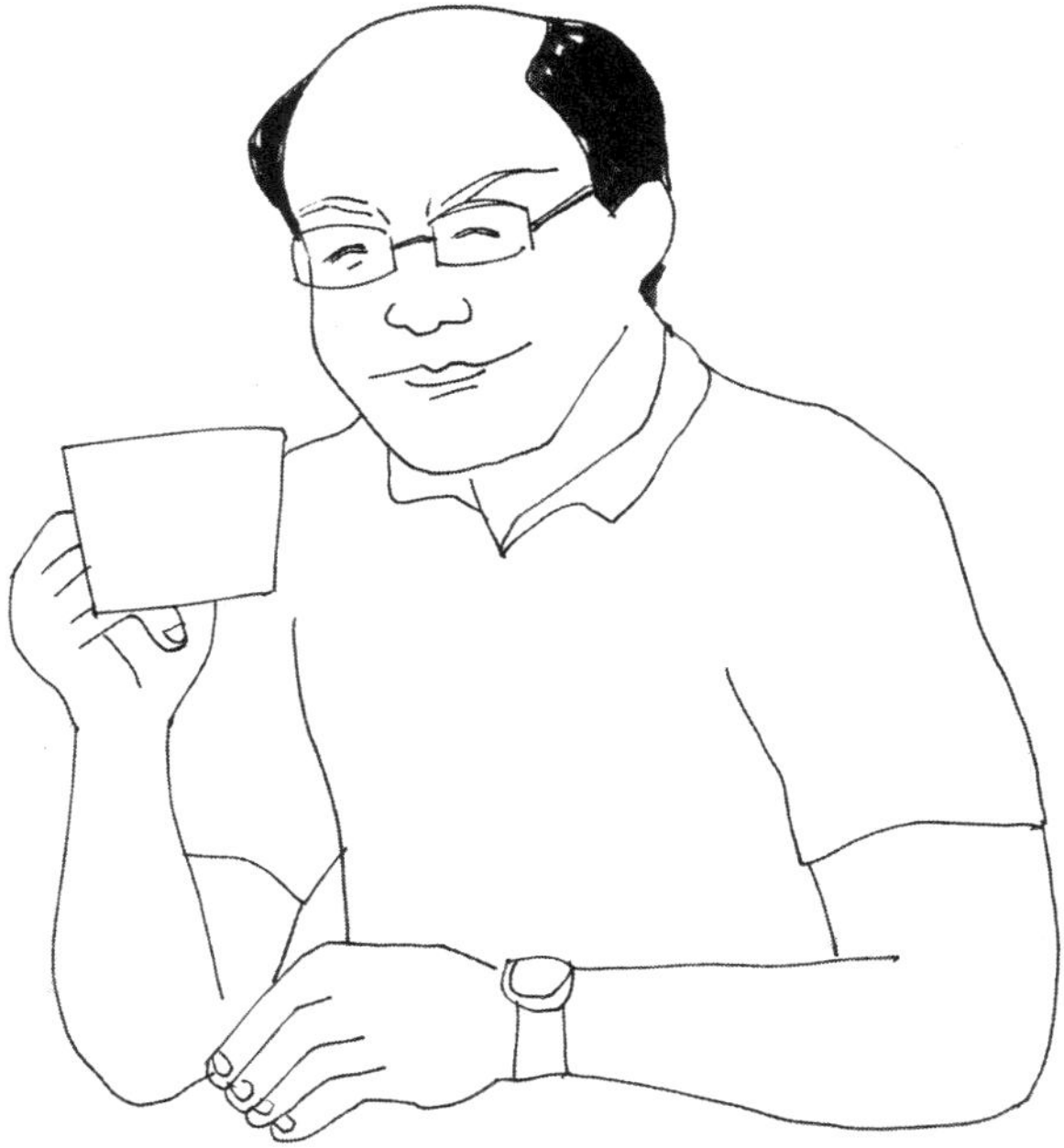

親子関係は人間関係のはじまり

親子とは、意識してもしなくても人が最初に出会う人間関係です。その人の一生に多くの影響を与え、その人が築いていく人間関係の「ひな型」となる場合もあります。それがよいとか悪いとかではなく、そういうものだということをご理解いただき、せめて、意識できる側の大人（親）には、その大切さを考えていただきたいと思います。

私の場合をお話ししましょう。

できがよかったのか、悪かったのか、今となってはよくわかりませんが、私は親の顔色をうかがう子どもでした。ものごころついた頃から、いつも親の評価を気にして過ごしていました。今、私の病院に相談に来られる患者さんの中にも、そうした子どもさんが多くみられますが、当時の私と同じような気持ちだと思います。苦しい思いを抱えて生活していることがよくわかります。

私は子どもの頃、学校の成績がよくありませんでした。

親からの評価はもちろん、そのほかいろいろなことが気になって、勉強に集中できないのです。だから当然、成績もよくない。そのせいで親から叱られてばかりで評価も下がる一方。不安がつのれば、また勉強がおろそかになり、さらに成績が下がるという悪循環です。

ところが、私はいつも少しだけ自信を持って過ごすことができました。

それはなぜだったのか。

子どもの頃の私は、車輪とハンドルを器用に動かして、坂道を転がることのできるおもちゃの車を作って遊んでいました。「なんとか、他人とは違う車を作って、みんなを驚かせたい」という気持ちが人一倍強かったようです。

学校や勉強がうまくいっていなくても、自分の中には「車づくりなら負けない」というプライドを持っていたのかもしれません。自分の好きなことを考えるときの楽しさや自由さは、誰も侵せない領域として大切にしていたのでしょう。夢や空想をふくらませている楽しい時間が、叱られてばかりの生活の中で、自分を支えてくれたのだと思います。

自立できない苦しさの中で「引きこもり」に

成長しても、私は相変わらず親の目を気にしながら暮らしていました。

当時、私は柔道をやっていました。この柔道は今の柔道と少し違い、寝技の多い高専柔道というものです。小さい頃、父から教えられ、中学からは本格的に習いました。父との関係に悩んでいた私でしたが、柔道だけは父からの贈り物のように感じます。柔道では人と違った方法で勝つことの面白さなどを知りました。また、親と違う角度から自分を励ましてくれる師範の先生に出会ったり、何より、実際に体を使って発散できるのがよかったのでしょう。親子関係で感じていたストレスや何かに逃げ込みたい気持ちは、柔道に打ち込むことでうまくバランスがとれていたのだと思います。

自分の内側から強い不安が湧いてきて、いてもたってもいられなくなると、私は柔道に打ち込みました。むちゃくちゃに打ち込むことで不安を打ち消していました。そんな理由でも人から見れば「あいつは強い」ということになります。強いと言われれば自信もつき、気分も悪くありません。どんどん強くなっていきました。

しかし、若かった自分は気づきませんでしたが、今思えば力まかせにやけくその柔道をしていただけで、本当の強さとは違います。相手から技をかけられるのが怖いために、先手を取って技をかけ続けていく。強く激しい力をぶつけて、相手を徹底してやっつけようとしていましたが、本当は「見えない不安」という実体のない敵を対戦相手に投影し、戦っていたのです。

自分の中に「弱さ」を隠したままの私は、その後、柔道から離れると今度は自分自身を壊していくことになります

大学受験に失敗した私は浪人することになりました。

それによって大好きな柔道ができなくなってしまいました。自分を納得させ、ここ

ろのバランスを取るのに役立っていた大切な柔道を失ってみると、私は急に何もできなくなったのです。

私は「引きこもり」になってしまいました。

「自分はもうダメだ」「もし、医学部に入れなかったら、何になれるのだろう」「親は悲しんでいるだろう」「どうしたらこの状態から抜け出すことができるのか？」

よくわからないままでしたが、かと言って他の道を見出すこともできずに毎日が過ぎていきました。受験のために上京していたのですが、一人暮らしの自分の部屋から出るのがおっくうになっていき、やがて、カーテンを閉め切って部屋でジーッとしているようになりました。自分の意思でそうしているのか、それとも身体が動かなくなっているのか、そんなことさえ自分でわからなくなるという状態でした。

現在、私のところには「引きこもり」になった方のご家族も相談に来ます。「怠けているだけだ」などと思われやすい「引きこもり」ですが、不思議なことに当人は本当に動けないのです。「引きこもりは本人も、とてもつらいものです」とお伝えしていますが、ここでも当時の自分の体験が役立っています。

さて、約1年間、そんな日々が続きました。

部屋から出られるようになったのは、週に3回、家庭教師が訪ねてくるようになったことがきっかけです。私のためにやってきてくれるのですから、家庭教師が来る時間は、私も「しょうがないから」と、しぶしぶ布団から起きあがります。

不安で勉強が手につかなくなった私に、親が差し向けてくれた先生でしたが、それがひとつのきっかけとなりました。その先生が生活のペースメーカーになってくれたことで、徐々に日常生活を取り戻すことができました。

こうして勉強を再開した私は医大に合格できました。

私は医学生になりましたが、そこでもまだ、私は窮屈な親子関係の中にとらわれていました。

周囲では皆がアルバイトをしたり、自分の好きなことを始めて大学生活を楽しんでいるように見えます。私はといえば、そうしたことを親から禁じられていました。親と離れていながらも親のいいつけに従って窮屈な生活をしていました。周囲のことが気になって仕方ないのに、自分で自分を縛って年相応のオシャレなどもできません。体育会系の大きな身体を無理やり学生服に押し込めて、こころの中は悶々《もんもん》としているような学生でした。

「医学部の3大奇人」と呼ばれていた私でしたが、幸いなことにそうしたちょっと風変わりな私をユニークな存在だと認めてくれる教授や、勉強に励むように仕向けてくれる教授に出会えました。そうした先生方のおかげで、なんとか勉強に打ち込むことができました。しかし、親子関係については、親の評価を気にする子ども時代と少しも変わらず、問題を持ち越していたと言えます。

どこまで行っても「自分は親に認められていない」「自立できていない」という思いを抱えたまま、私は20代を過ごしていました。

病院改革を支えた熱意のルーツ

30代、こころの中に大きな葛藤を抱えたまま、私は精神科医になりました。

そのせいかどうか、落ち着いてじっとしていることができません。海外へ出かけていくことに興味を持ち始めました。東南アジアにある日系企業駐在員の健康管理や治療にあたる医療チームに参加し、数カ月間、ラオスを訪問していたこともあります。任期が終わっても帰国せず、熱帯医学研究所を訪れたり、そのままふらりと南米へ行ったり。興味の赴くまま、海外の医療機関や精神科医療施設を熱心に見て歩いていました。

先進国や発展途上国といった経済状況に関係なく、精神科医療はお国柄によって実にさまざまでした。そして、日本の精神病院では当然とされていた管理・拘束はあまり見かけません。それどころか、スペインでは病院内にバールがあり、患者さんは昼間からビールを飲んでいるなど、驚く光景にも出会いました。

海外では多くの場合、入院治療で回復した患者さんは他の病気の患者さんと同じように退院し、普通に社会復帰していきます。長期間入院している患者さんにしても、地域で共生しながら明るく過ごしていました。それどころか、ブラジルには生活施設が整った専用の巨大なコロニー（共同体）がありました。そこには、患者さん同士が結婚して生まれた子どものための教育施設まであります。看護師学校もあり、病気の両親を持つ子どもたちが看護師になる勉強をしていました。彼（彼女）らは病気に対する偏見がなく、患者さんに対する理解と共感が深いため、とてもよい看護師になるという評判でした。

そこで暮らす方々は、病気を持ちながらも自分の人生を自分のものとして、イキイキと生きているように見えました。私は当時の日本の精神科医療とのあまりの違いに大きなショックを受けました。そして、私が幼い頃から目にしていた患者さんたち、精神病院で隔離されて一生を過ごす患者さんたちの顔を思い出し、いつか日本の精神科医療を変えていこうと考えていました。

ここで、日本の精神科医療の歴史について、少し説明しておきましょう。

現在の日本では、多くの方が精神科の医療施設を利用されています。まだまだ「気軽に精神科を訪ねる」ところまではいかないかもしれませんが、深刻な状態になる前に、本人や家族が相談に来られるようになりました。よい治療薬が開発され、さまざまな療法なども導入され、短期間で効果的な治療ができるようになりました。入院治療にしても、患者さんの自主性を大切にした開放型の病院が増えています。

しかし、これらは、最近やっと定着してきた傾向と言えます。私が子どもの頃、昭和30年代頃までは違いました。

精神病院に入院したら何年も、何十年も、いや、一生出られない。そんなイメージで精神科の疾患や患者さんが見られていた時代です。精神疾患は社会のタブーのように扱われ、患者さんの人権は著しく軽んじられていました。病室には外から鍵がかけられ、窓には鉄格子がはまっていました。入院患者の方には管理・拘束が当然のように行われていました。

これは、病院や医療従事者に問題の責任を求められることではありません。当時の医療政策によって、そうせざるを得なかったという事情があります。

社会全体が精神疾患や患者さんに対して理解を示さず、治療方法などの研究も遅れていたため選択肢も限られました。こころを病んだ方は、家族が家庭内で必死に面倒をみて、家族が老いて対応できなくなったり、症状が手に負えなくなったりすると病院に入れて隔離する。そんな時代でした。こころの病や不調、精神疾患は、管理・拘束を行う精神病院でしか対応できないとされ、病気の種類や程度に関わらず同じような治療が行われていました。しかし、本当の意味で管理や拘束が必要な患者さんというのは、昔も今も、実はとても少ないのです。

私の父が経営していた精神病院も例外ではありませんでしたが、仕方のないことです。父は父なりに医師としての強い責任感を持って、患者さんたちを保護することに一所懸命でした。当時、最善と思える精神科医療に取り組んでいたことが理解できます。

父の時代は、医師と医師の家族も病院の敷地内に住まうことが多く、私も生まれたときから精神病院内で暮らしているようなものでした。入院されている患者さんたちの様子をいつも身近に見ていました。言わば、患者さんたちの幸・不幸をものごころついた頃から身近なものとして見聞きし、暮らしてきたということです。

住居は風呂が病院と共同でしたから、夕方、子どもの私は家族とともに敷地内の風呂へ出かけていきます。入院患者のみなさんがいる中を通って風呂へ向かうのですが、子どもの私をみなさんが見ていました。

入院されている患者さんは皆、家族と離れて入院生活を余儀なくされている方々です。私は子どもでしたが、みなさんが離れている家族のこと、もう二度と一緒に暮らせないかもしれないそれぞれのお子さんや親ごさんのことを思い出されているということが、手に取るように感じられました。そして、その中で私たち家族だけが普通に暮らしている。そのことに対し、いたたまれない思いを抱きました。

子どもの頃から体験してきた、こうした一つひとつのことが、私の奥深くに染み込み蓄積されているのでしょう。これは大人になってから頭で理解する知識とは違う種類の感覚で、呼吸や皮膚感覚のようなものです。私はときどき、「患者さんへの偏見がまったくなく、常に目線も同じですね」と言われることがありますが、それは幼いときから、患者さんたちの想いに共感しつつ暮らしてきた年月がそうさせているのだと思います。

病院改革という形になった、私の「親との対決」

海外の精神科医療を見聞し、自分の理想とする精神科医療の実現を夢に見て帰国した私は、父が経営していた四国の精神病院を引き継ぐことになりました。

引き継いだ父の病院で、私は自分の考えた新しい精神科医療を実現するために病院改革を提案しました。あたためていた思いを真っ正面から父にぶつけたのです。そのときの私は、自分の新しいアイデアを形にして、現状を変えたいという思いでいっぱいでした。そのときの私は、車づくりの好きな子どものままだったと思います。

私は、患者さんを一様に隔離したり管理・拘束したりせず、症状の改善が見られる方、入院が不要と判断した方は自宅に戻して社会復帰を促すべきだと主張しました。海外と比較し、人口当たりで計算すると、日本の精神科病院に長期間入院している方、正確に言うと「長期入院させられている方」の圧倒的な多さは異常だと感じられました。日本以外の国では、ほかの科と同様に精神科の患者さんも必要に応じて入院治療をし、症状が落ちつけば退院して社会復帰する方がほとんどです。一生、病院内に隔離される患者さんはとても少ないのです。

また、これは医療全体について言えることですが、昔と今では病気に対する考え方が違っていました。

昔は病気を「治す」ことを目的に治療が行われていました。たとえば、精神疾患では症状が完全に消えるまで治療を続けるという考え方です。しかし、精神疾患による症状を完全に消すというのはとても難しいことです。その結果、社会不適応として何年も入院し続ける患者さんがいました。

現在はこうした考え方に対して人権の視点から見直しが行われ、完治が難しい病気の場合は「病気とどう折り合いをつけて社会生活を送るか」に主眼が置かれるようになりました。医師は患者さんが「どうやって病気とつきあっていけばよいか」をアドバイスし、社会復帰を促すようにしています。

時代とともに医療は変化していきますが、そうした考え方の違いも大きなギャップとなっていました。

私は手はじめに、病院のベッド数を減らし、入院不要と判断した患者さんたちをどんどん退院させました。それまでの精神科医療の常識を覆す私のやり方に、病院のスタッフたちは大層驚き、変化にとまどいました。大きな混乱と対立が生まれましたが、これは当然です。長い年月、守られ続けてきた医療方針や運営方法を突然変えるのは容易なことではありません。現実はきびしく、病院改革は思い描いていたようにはスムーズに進みませんでした。

しかし、私は引き下がらず、新しい治療方針に沿うよう、病院の建物を強引に建替えはじめました。父は猛反対し、抵抗しました。私は、後継者である私の病院改革を認めるよう、弁護士を立てて父と協議しました。

子ども時代からずっと長い間、親の顔色をうかがってきた私が、父につきつけた初めての「ノー」でした。私が初めて「自分」を表現した瞬間だったと思います。父に対する最初で最大の抵抗は、物理的にも精神的にも周囲を巻き込んだ大変な「親子げんか」となってしまいました。

この病院改革は、私が初めて「自分で決めた」ことであり、それはなんとしても実行しなければなりませんでした。


精神科医療の分野で「親殺し」という言葉があります。

子どもが成長にともない、一人立ちができるようになると、それまで保護してくれた親の元から巣立つために、精神的に親の存在を乗り越える必要に迫られます。それを象徴的に表した言葉が「親殺し」です。強い響きからドキッとする方もいると思いますが、一人前になって親の懐から飛び出すためには、子どもがこころの中で、親の存在を殺す必要があるのです。

具体的に言うと、巣立つ時期の子どもは、親の決めたことや親の価値観、親がよしとすることに対し、ことごとく反発し否定します。みなさん自身や周囲を見渡しても思い当たることがあると思います。ここで、容易に乗り越えられないほど強い親を持った子どもは、親に打ち勝つためにさらに力をつけなければなりません。

通常は、子どもが時とともに力を得て、同時に親は自然に衰えていきます。しかし、まれに親子間の力が拮抗しスムーズにいかないこともあります。場合によっては、いつまでも乗り越えられない強すぎる親から、逆に、象徴的な意味で殺されてしまう子どももいるのです。私の場合はまさにそれに近いケースだったのかもしれません。だからこそ、病院改革であり親殺しであるこの決断は、なんとしてもやりとげなければなりませんでした。

ところで、いつまでも父に逆らえなかったはずの私に、どうしてこのようなことができたのでしょう。

それは、私が機会を得ては海外に出かけ、精神科医療をはじめさまざまな医療施設を訪れては、医療に関わる人たち、その地で暮らす違う文化の人たちとの交流を通して自分のキャパシティを広げていたことが大きかったのかもしれません。東南アジアのほか、欧米、南米など、自分の足と目で見てきた経験が、かけがえのない自分の力になったのでしょう。それを裏打ちとして「自分の夢」という大事なものに気づくことができました。

それは、「夢が叶うか叶わないか」という以前に、その夢に対して「まだ、自分は何もしていないではないか」という気づきです。

そのとき「これまで、もがいてきた自分を許すこと」と「こころの奥にしまい込んできた感情を解放すること」ができたのです。そして、それ以来、自分で決断し、自分を肯定することができるようになりました。


このように一つひとつの気づきを積み重ねながら、落ち込んでは気を取り直しながら、いつのまにか少しずつ、私は自信を身につけることができていたようです。

昔の私は、自分で自分を認めることができませんでした。

そして「過度な自信不足」「何かに打ち込んで本心をごまかすこと」「引きこもり」などを体験した私は、成人してからも他人に気に入られることばかりに一所懸命でした。

たとえば飲み会では、その場の雰囲気を大事にすることに懸命になってしまいます。

場の雰囲気を壊さないように、話が途切れて場を白けさせないようにと始終、話題を考え、緊張して過ごしました。そして、飲まないと相手が気を悪くするような気がしてたくさん飲み、お酒が入らないと緊張が解けず気軽に話せないため、さらにたくさん飲んでしまう。こうした摂食障害とも言える暴飲暴食の繰り返しで心身をずいぶんと痛めつけていました。

将来を考えたら恐ろしくて何もできなくなるし、「いつか、何かをやろう」と思っていても、考えばかりが膨らみ、時間が過ぎていきます。いつまでも何もやれずに焦燥感にとらわれていました。でも、もう、そんな苦しい日々は終わりにしようと、自分に「挑戦を許す」ことにしたのです。

親を乗り越えられなかった頃の自分には戻らないと自分へ誓いました。私の自立は「病院改革」という形をとって「親を乗り越えること」で達成されたように思えます。そして、私のそんな性格も不思議なことに少しずつ収まっていったのです。

それが実行できたのは周囲の協力はもちろんですが、私自身が少しばかり他の方より体力に恵まれ、パワフルに活動できたからです。それは何より、柔道をきっかけとして、エネルギッシュに行動する素晴らしさを知っていたことにリンクします。自分では気づかなかったけれど、私の「タフさ」こそ、強く手ごわい父から受け継いだ贈り物と言えるのかもしれません。


さて、こうした顛末《てんまつ》を経て、四国の病院の改革は進みました。

そして、現代の精神科医療では当然とされている患者さん主体の治療方針や入院設備を整えた病院へと生まれ変わりました。現在は、地域に必要とされている高齢者向けのリハビリ専門病院や関連施設、作業所の開設などへと展開を広げています。30年前に80人だった職員は約８００人になりました。

また、四国の病院改革と平行して東京湾の運河沿いに、入院施設のある精神科の一般病院「くじらホスピタル」を建てました。

ちょっと難しい話になりますが、「一般の病院」と「精神病院」は違います。「精神病院」では、症状や状態によって、患者さんを安全のために管理したり、場合により拘束したりしなくてはならないので、そうした処置ができるような構造になっています。

「くじらホスピタル」は「一般の病院」として管理・拘束が必要ない状態の患者さんに精神科の診察や治療を行います。「精神病院」のような設備はありません。

治療にあたる医師や働くスタッフも白衣ではなく、リラックスした雰囲気を大切にしながら患者さんと関わり、回復へのサポートをします。

父の病院を引き継いだ当初から思い描いていた、日本にまったく新しいタイプの「こころの病院」を作るという夢も、東京に「くじらホスピタル」を開設したことで実現できました。

精神科の病院建設における常識や通例をひっくり返しながら突き進んだこの事業も、さまざまな困難や紆余曲折を経て実現しました。もうこの頃の私は、すでにどんな課題も自分の頭で考え、間違いや失敗の可能性を内包しつつも、自分で判断して挑むことができるようになっていました。

しかし、精神科医療を改革し、一人でも多くの患者さんの役に立つという思いは、これで達成されたというものではありません。医療は人や社会、時代にあわせて変化します。医療改革に終わりはないので、これからも、常に見直しながら、よりよい医療の追求を続けていくことでしょう。

親との関係を乗り越えた私は、その後、人間関係においても変わることができました。人とのよい距離感を作ることができるようになったのです。自分で自分を大事にするようになり、その場だけの人間関係とそうでないものの見極めが落ち着いてできるようになりました。以前は、いつもみんなに気に入られようとして努力していましたが、場に応じて適当に気が抜けるようになり、ずいぶんとラクになりました。

また、自分が本当にできること、したいことには集中して力を注ぐようにし、できもしないのに人の反応だけを気にかけて八方美人になって引き受けていたことをやめました。

強い親を乗り越えるために、私はとても多くの時間とエネルギーを必要としました。

しかし、あらためて振り返ってみると、親子関係に端を発したとはいえ、自分が勝手に作りあげた親という呪縛に、いかに長い年月とらわれ、振り回されていたかがよくわかります。

そして今、精神科医として患者さんを診ていると、過去の私と同じように親子関係で悩んでいる方がとても多いことを痛感しています。

第三章

家族のメルトダウンを防ぐために

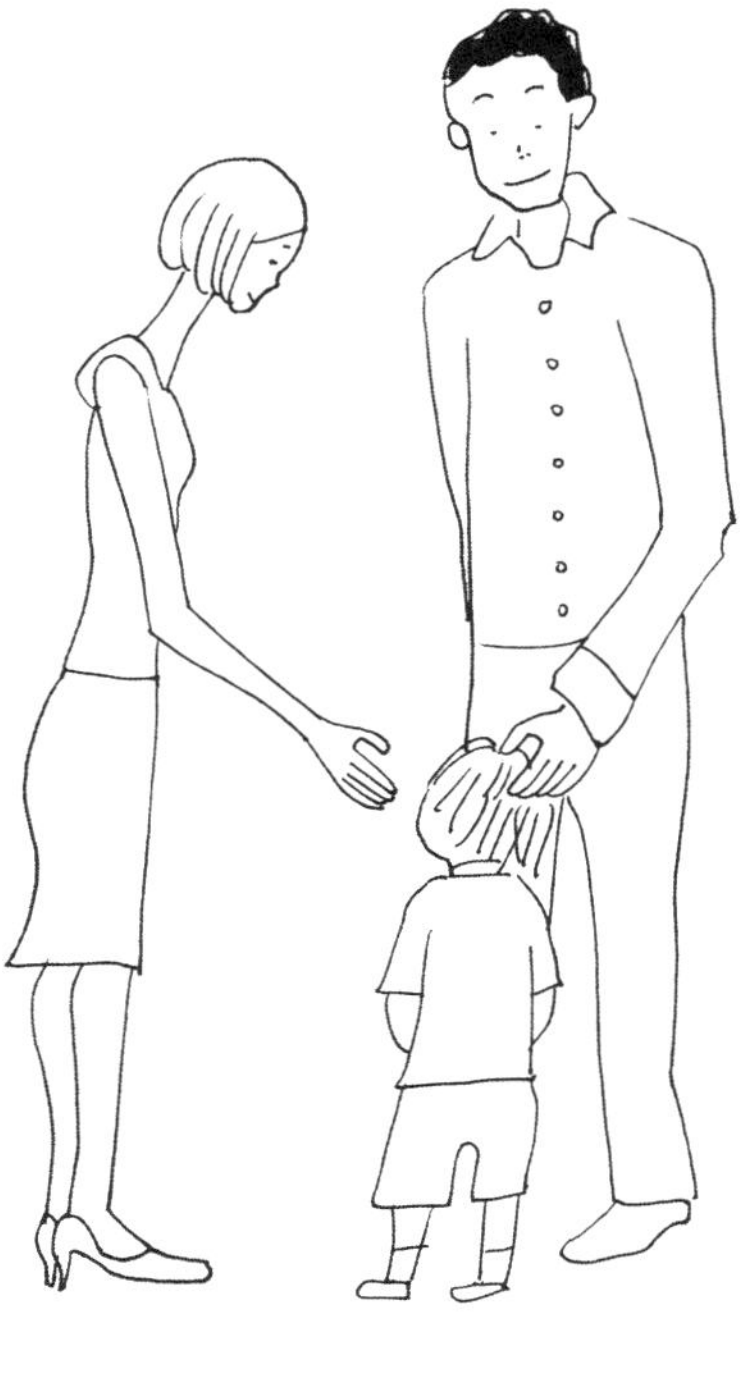

「自分のせいだ」と思わないこと

ここまで読んでいただいて、人のこころの持ちようが子ども時代の親との関係に強い影響を受けているということを、おわかりいただけたと思います。私の例は、少し特異だったかもしれませんので、もっとみなさんに身近なところで、子どものこころに影響している多くのことがらについてお話します。

そして、知らずに受けていた親からの影響でこころが苦しい状態だった方、また、自分の考え方で、家族に対して影響を及ぼしているかもしれない方へ向けて、親子間のメルトダウンを防ぎ、本人と家族がより生きやすい状態にするには、どのような考え方をすればよいのか、家族の関係をどう捉えなおしたらよいかについて、お伝えしたいと思います。

たとえば、よく見る光景ですが、子どもの前でけんかをしている夫婦がいます。こうした光景を目にすると、子どもは「自分が悪いのではないか」と思ってしまいます。親の表情がブスっとしていたら、子どもは「自分が何かしただろうか」と心配します。病院に来る患者さんの中にも、そうした子どもの頃の思いを抱えたままの方がいます。もう立派な大人ですが「私がいなければ、家族はうまくいったのかもしれない」と言って自分の殻に閉じこもっているのです。

子どもの頃、目の前でけんかをする両親を見たり、親から八つ当たり的に愚痴を聞かされた方は多いと思います。また逆に、大人になってから子どもに向かって「あなたがいなかったら別れていたけど」といった言葉を口にしたことはありませんか。

親のその場限りの腹立ちまぎれの一言を子どもは一生忘れず、深く受け止めていることがあります。両親の不仲が長期間続き、定期的にそのような言葉を子どもに聞かせ続けるのはさらによくありません。

子どもは、親の言葉によって傷ついたことをそのまま持ち越して成長してしまう場合があります。成長過程で受けたこころの傷が、その人の考え方や否定的な感情、根拠のない罪悪感などを助長し、本来持っているその人ならではの自信を吸い取りながら、確立されていくといったことが起こるのです。これこそ気づかずに進行しているメルトダウンです。

自信がないために、自分を持てないまま大人へと成長してしまうと、自分がどうやって生きていくべきかをはかりかね、自分のものではない親の価値観などに縛られてしまいます。人の目を気にして、誰かに（親に）認めてもらいたい一心で、学校や職場でがんばりすぎてしまう方もいます。

「自分のせい、努力が足りない」とか「能力がない」とか考えるのはやめましょう。時間を戻すことはできませんが、そんな考え方を手放し、これからは自分で自分をどう喜ばせるかねぎらうかを具体的に考え実践することです。

また、親である方やこれから親になる方は、「親という存在は、家庭の中で子どもの人格を作っていくのだ」ということをいつも意識しておいてください。

苦しむより、現実と折り合いをつけて妥協する

親の影響のあるなしはひとまずおいて、「こうありたいのにできない」という自己嫌悪がぐるぐると止まらず、考え続けている人は、目の前の現実とうまく妥協することができると、気持ちがラクになります。

「妥協」とは現実と折り合いをつけることです。上手に妥協できれば、「自分を抑える」とか「我慢する」という方向に向かわなくても、自分を認めた上で、切り替えて前進していくことができるでしょう。未来を生きるのに役立つ力と自信を得られます。

子ども時代から、世の中の勝ち組になるためのような人生を歩んできた方の中には、自分の価値を常に人との比較で考えている方がいます。たとえば、子どものうちはテストの成績、大人になれば隣の家と自分の家、同僚の給料と自分の給料など。なかなかその考え方から抜け出すことができません。また、摂食障害になっている方の中に

は、体重が100グラム増えているか減っているかで自分に向かって「勝った」「負けた」という勝負を続け、苦しい状態から抜け出せない方がいます。こうした「勝ち負けにこだわる傾向」は、自分の軸を基準に考えているのではなく、親や社会のイメージが基準になっている方が多いのです。そのため、徐々にそこに入りきらない自分や従えないこころの部分が出てきて隠しきれなくなり、苦しくなってくるのです。そうした方の多くは真面目なので、妥協を避けようとしますが、こころを成長させるタイミングを逃し、親と違う価値観を育てる自立のチャンスまでも同時に逃してしまいます。

自分と異質なものに出会ったら、勝負するのではなく成長するチャンスです。人はそう簡単にわかりあえないものだというところから始め、妥協することで、自分の「許容するこころ」をトレーニングすると考えてもいいでしょう。妥協を受け入れる家庭にメルトダウンは起こらないと思います。

誰かの幸せと、自分の幸せを置き換えない

自分の幸せを大切にする生き方について考えてみましょう。

それは「自分の幸せがまわりの幸せになる」という考え方につながります。

こころが疲れている方の中には、これを逆に考え「まわりの幸せが自分の幸せ」と思い込んでいる方が多いのです。家族や周囲の喜ぶ顔を見て心底うれしい気持ちになり幸せを感じるという方もいるでしょう。周囲の人に喜ばれることを目標にかかげ、貢献することで誇りや自信、生きがいにつなげている方もいるでしょう。それはそれですばらしいことです。

しかし、自分のこころによく聞いてみてください。

そうしたことに、実はそれほど幸せを感じていなかったり、自分は本当は違うことをしたいと感じている方もいます。そこをひもといてみると、まわりが喜ぶこと、喜

びそうなことをただ選択して、その通りになったことに満足し、それを幸せだと感じている場合があるようです。

さらにその考え方の元をたどってみると、「親が喜ぶことが自分の幸せだった」ということがわかる場合があります。つまり、「親離れ」ができていなかったために、いつまでもそういう選択をして、自分の幸せとすり替えていた。子ども時代からうっすらと溜まり続けた、そうした違和感が、こころにかかったモヤモヤの源かもしれません。

「親を喜ばせるため」に馴染んでいる人は、「社会のための個人」という考えも抵抗なく取り入れます。それもまた、現代社会全体を覆うストレスの元になっている面があります。そういう考え方が行き過ぎてしまうと社会をギスギスさせ、こころのゆとりを削り取っていきます。自分で考えず、常に人の欲求に従って動くというモラルが強化されてしまう危険があります。

すると、社会に必要とされることがなくなったら、もう自分には何もない、という価値観にとらわれてしまう。仕事を定年退職した後、うつ状態になってしまう方などがその例です。

　そうした方は、本当の意味での自分の欲求がわからない不安と、会社から離れた後、行く先や居る場所などを見つけられず、どうしていいかわからない不安が一気に襲ってくるようです。周りに合わせて生きてきた結果、気づけば本当の意味で自分がどうしたいかわからないという事態に陥るのです。

　しかし、人間はどんなときでも自分を無価値に感じてはいけません。

　今、自分が何者であろうと高齢であろうと「自由で、可能性があって、伸びしろがあるぞ」と肯定しながら生きていってよいのです。

　たとえば、「友だちとはなかよく」「お客様は大切に」というのは大事なことです。しかし、自分を押しつぶすほど過度に周囲を意識する必要はないというのが、多くの患者さんを診てきた私の考えです。現在は誰もが個人主義になり、個人の欲望を優先する時代のように言われますが、そうでない方はずっと多いと思います。そうした方が陥りやすい、主体のない合理的なコミュニケーションが助長され、どこかで歯車が狂ってしまうと、対人関係で大きなひずみを生みかねません。

自分の要求や主張を置き去りにして、実態のない「周囲の空気」といったものに合わせることは、どこかで人間に無理をさせます。それは、結果として破綻を引き寄せます。

ところで、会社には「必要とされる人間でなくてはならない」といった意味の、社是や理念などが掲げられることが多いようです。それを受けて、会社と家庭とどっちが大事なのかという選択に悩む方も多いでしょう。どちらかを選ばなければならないときに、多くの働く女性は両方取ろうとして心身に無理を重ねているように見えます。男性は「男だから仕事だ」と仕事を選び、家庭では抜け殻のようになり、家庭人としての機能をうまく果たせていない方が多いようです。

自分の時間の使い方は自分が軸となって決めてよいのです。

あちこちから必要とされるままに自分を合わせていったら、いやな仕事もできない仕事も断れなくなっていきます。「もし、これを断ったら、必要とされなくなるのでは？」という強迫的恐怖から、休暇さえとれない方がいます。いやな仕事やできない仕事を無理してやってみたけれど、大してうまく行かず、結局、相手も喜んでくれなかったという結果ではとても報われません。

ときには少し立ち止まって、まわりを幸せにすることではなくて、自分で幸せを感じることを優先していただきたいのです。

社会のスピード化、情報化、多様化は加速していきます。個人に対してもその縛りは強まる一方ですが、上手にかわしていきましょう。

本当に自分を必要としている仕事やミッションは、ちゃんと自分でこなせるキャパシティに収まっているはずです。もし、「これは違うのではないか？」と感じたら、その考えを飲み込んでしまわずに、試しに勇気を出して断ってみてください。相手はおそらく許してくれるでしょう。「え、これが許されるのなら、ひょっとしたら、あのときもそう言えばよかった」ということになるかもしれません。

人は意外に自分に期待を持っていなかった、ということがわかるかもしれません。それを残念に感じる人もいるかもしれませんが、そういう方はプレッシャーや苦しさをはね返す元気が、現在、持てているということです。

自分をよく見極め、苦しい思いがいっぱいでプレッシャーに押しつぶされると感じたら、押しつぶされる手前で「断る」ことです。実際に患者さんにもそのようにアドバイスします。

「こんなことを言ってはいけないって思っていたけれど、言ってみたら何でもないのでびっくりしました」という反応は少なくありません。他人は、あなたがプレッシャーでこころを壊すほどには、注目してくれていないということです。

「見られている、応えなきゃいけない」と思うあなたのこころが、あなたにより強いプレッシャーを与えているのです。

自分を肯定できないままでは、誰も幸せになれない

自分をいちばん必要としているのは自分です。

自分の欲求を感じ取ってあげるのも自分しかありません。それを外に求めると、理想の反応はいつまでも返ってこないということになりますから、終わりがありません。

まずは自分の器と相談してみましょう。

少し客観的になって、自分が社会の中でどんな位置づけになっているのか考えてみましょう。「どうしてもこういうふうに考えてしまう」といった自分の思考パターンもわかってくることでしょう。また「どうしてもこれはこうしたい」といった本当の自分の欲求も探してみてください。

自分の意思や欲求を認め、自分がこころの縛りから解放されていけば、あなたも家族もそれぞれが自分のこころを大事にできます。まず自分自身を幸せにすることが人を幸せにします。

自分を許せるようになり、自分が重要な一人の人間なんだと思えるようになると、これまでがむしゃらに仕事をしても充実感を感じられず、不安が募って家族に当たっていた方は、違和感が少しずつ減っていくことでしょう。

相手のちょっとした言葉に左右されて、妻にムカっとしたり、夫にムカッとしたり。さらには、怒っている姿を子どもに見せて、子どもを怖がらせ、傷つけるようなことがあったかもしれませんが、自分を肯定でき、自信が持てるようになると悪循環は少しずつ断ち切られていきます。

親に対して、子どもに対して、部下に対し、ちょっとした言葉の行き違いなどでマイナスの感情がわいてきたら、「ああ、自分は今、怒っているな」とか、「がっかりしているな」とワンクッションおいて、客観的に振り返るのがコツです。

親の立場でも、子どもの立場でも、それぞれが自分の状態をひとまず認めること。そして、「まあ、いいか」と自己肯定していくために、そのワンクッションはとても効果があります。

子どもを変えるのではなく、親から変わる

自分が幼い子どもだった頃を思い出してみてください。

親のこと、日々の生活習慣や仕事などで、よくわからないことや疑問に思うことがあっても、親にそれを問いただしたりせず、ただ言われたこと、与えられたことに従っていたのではないでしょうか。ある程度成長するまでは、みなさんそのようにしてきたはずです。

いつの時代も子どもとは、自分の生い立ったそのままの状況を受け入れ、そこで生きていこうとするすばらしい存在です。これは親にとっては本当にありがたいことです。それを大人の都合に合わせて変えようとしたり、過度な説教やアドバイスまみれにすることはないのです。だからこそ、やはり周囲の大人、つまり親から変わっていきましょう。

親も子も、そのとき「できないこと」「できていないこと」ばかりに集中して思い

つめるのはやめましょう。親も子も失敗を認める余裕を持ち、ときにはユーモアを持って受け入れることです。

子どもが成長とともに、自然に親を乗り越えることができるような環境を提供し続けましょう。それには、子どもに向かって頭でかっちな理屈を言うばかりでなく、親自身が五感のセンスと身体を使い工夫していくことが必要だと思います。

親子が精神的に密着し、逃げ場のない息苦しいところになっている家庭で、子育ては難しくなっています。子どもが、いろいろな作業や仕事をしている親の背中を見て、親は黙って背中で信頼を得ていた時代は、子育ても自然のままにできていました。

現在では、親があれやこれやと子どもの機嫌を取りながら自分の威厳を演出しなければならない複雑な状況のようです。思い当たる方も多いのではないでしょうか。

子どもは親の言うことより、やっていることを見ています。子どもは大人の物まねをして育つのですから、親の行動は大事です。できるだけ自分でよいと思うことで、自分でできることは、普通に行うようにしましょう。そんな姿を見せることができたら、おそらく子どもにもよい影響として伝わっていくことでしょう。

子どもに連鎖しかねない、親のＰＴＳＤ

親は子どもにマイナスの感情を伝えないように気をつけることが必要です。

自分の親に対する恨みなど、悲しい感情を抱えたまま大人になった方が、その思いをそのまま子どもに伝えてしまうことがあります。こうした思いをぶつけられる子どもは、悲しい苦しい思いをするだけで、親自身もそれで救われるわけではありません。

自分の子ども時代のつらかった話を語ることが、ときには子どもの成長に役立つこともあるかもしれませんが、自分の中で処理できていないマイナス感情をそのまま子どもに伝えることは危険です。マイナスの思いが世代間で伝わり、本来そのことに無関係な子どもにまでよくない影響を及ぼしてしまう。それが家族のメルトダウンの怖いところです。自分の思いは自分の中で留めて処理し、子どもへの連鎖を防ぎましょう。

たとえば、戦争体験でＰＴＳＤ（心的外傷後ストレス障害）になった父親から影響を受けてしまった女性の例があります。

その女性は成人して結婚し子どもが生まれましたが、子どもたちが不登校になってしまいました。その原因を解き明かして行くうちに、背景に女性がその父親（子どもにとって祖父）から聞かされ続けた戦争体験の影響があるということがわかりました。

このケースは、父親自身が戦争体験でＰＴＳＤに陥っていたと考えられます。ＰＴＳＤとは生命の危険にさらされるような体験を経て、こころに深い傷を負い、その後の心身に影響を及ぼす状態を言います。戦地での悲痛な体験が、帰還後も父親のこころを長く苦しめ、妻や娘に対してことあるごとに爆発し続けたようです。本来、楽しいはずの食卓で、ふとしたきっかけで激して話し始める父親を家族はどうすることもできません。彼女は幼い頃から父親の苦しい恐ろしい話を聞かされ続けていたのです。

父親のＰＴＳＤの影響を受けたまま成長したその女性は、世の中に対する強い恐怖感を植えつけられ、それが原因で自分を確立できなくなり、自分に対する評価が低くなっていました。そして、その影響が子どもたちに伝わり、学校に行きたがらなくなったという可能性が考えられました。

戦争体験を次世代に語り継ぐのは意味のあることですが、こうしたことも起こりえるのです。

悲惨な話、怒りや攻撃、ねたみや蔑《さげす》みなど、自分の中で処理しきれないマイナスの思いは、いつのまにか強い熱源となって、自分や周りを蝕《むしば》んでいくことになりかねないので注意していただきたいことです。

また、他人を自分よりも下に見ることで優越感を得て、それによって自分の不安を打ち消し、こころを落ち着かせる人がいます。そのときはいい気分かもしれませんが、こうした考え方も同様に自分や周りを蝕み、結果的に自分にも家族にもよくない影響を与えるのでやめておきましょう。

幻の理想家族を追い求めるのはやめる

現代はＩＴ化が進み、誰でも膨大な情報を手軽に取り入れられるようになりました。

テレビやインターネットなど、瞬間的に見聞きする情報が増え、家族のあり方についてもさまざまな幻想が持たれがちです。いろいろな意見を取り入れたり、サポート情報が得られたり、孤立感で悩まずに済むなど役立つことも多いでしょう。しかし、その一方で、実態のともなわない平均化した理想の家族幻想に振り回されてしまう可能性も見逃せません。

絵に描いたような理想的な家族なんてどこにもないのだと、まずはこころにとめておいてください。自分の家族をそうした理想の家族像にあてはめようともがくことは意味がありません。

自分がともに生きていく現実の家族に向き合い、まずはその姿のままを認め許していく。子どものことを考えるプロセスや、家族と一緒に考える時間が大切です。家族や子どもに対して自分の理想を押しつけないこと。特に自分の価値観が子どもに対する過度な要求にエスカレートし、知らずにメルトダウンへと移行していかないようにしましょう。自分とは別な人間として子どもの存在を尊重してください。

また、理想を追い求めて悩んでいる方の中には、子どもの頃、虐待された経験を持つ方がいます。実際には存在しないような理想の親像を追い求め、自分を理想的な親になるよう、追い立ててしまいます。子ども時代に得られなかったものを追い求めるように、また、自分の子どものために、自分は完璧な親にならなくてはいけないと強迫的な努力を続けてしまいます。完璧にご飯を作って、完璧に子どもを躾けて、失敗せずに子育てをしたいと強く願っています。子どもに対しても完璧な子どもであることを求め始めます。

しかし、完璧な親子を目指すのは、幻を追うようなことで、どこまでいっても満足できるものではありません。頭の中はそのことでいっぱいになりながら、実際は何ひとつできていないというジレンマに陥ることもあります。ここまでいくと、親自身のこころの問題から対応していかなければなりませんが、すでに近い状態になりつつある方も見られます。自分でそんな傾向が感じられるようでしたら、理想を追い求めていないか、気をつけてみてください。親子で自由に考えたり、主張しあえたり、ときには休んだりできるように、何かアクシデントがあったときでも、「まあ、なんとかなるさ」という余裕を持てるようにしておくことが役に立つでしょう。

夫婦間の問題も乗り越えれば成長のチャンス

自分のことを客観的に見るのは誰にとってもとてもむずかしいことです。さらに今は、昔に比べると息づかいや体温を感じあうような密な人間関係が減っています。社会全体の情報交換の頻度や量は増大しているというのに、夫婦など大切な人との意思疎通の機会は、意識して働きかけ、語り合わなければ、どんどん時間も減っていきます。相手の話を聞かず、「あなたはこういう人」と決めつけて突き放してしまうのでは歩み寄ることもできません。

人のこころに深入りすれば、傷つけ合うことがあります。表面的には多くの人と接しなければならない現代人が、あまり人の内面に立ち入らないで済ませたいと考えるのも仕方ありません。しかし、いちばん近い関係の家族が話し合いを避けたり、ぶつかってもどこかでうまく逃げたりして、いい妻いい夫という役割を演じながら、希薄な夫婦関係を保つというのはいかがなものでしょう。

夫婦関係も親子関係と並んで、自分の成長にとってはかけがえのない土台となります。お互いにぶつかって悩んで、自分を知る機会をたくさん得られるはずなのに、最近では考え方が違ったらムリせずにすぐ別れる方向に向かってしまいます。考え方が違うなら、そこをどうやって理解し合い、お互いに自分を調整しながら関係を続けていくか工夫しましょう。縁あって結ばれた夫婦で「こっちが正しくて、あっちがおかしい」とすぐに断罪してしまうのは、とても残念なことです。違う人間同士だからこそお互いを知り、頭をひねって歩み寄り、二人でよりよくなっていくという関係を大切にしていただきたいものです。

また、これは友達関係でも同様です。なるべくケンカや意見のぶつかり合いを避けて、上手に合わせられる関係が歓迎されているようですが、そうした関係はそれ以上の関係へと発展する可能性は低くなります。

夫婦間のトラブルは結婚生活では誰もが経験することです。

それは自分が成長したり変化できる学びのチャンスですから、一緒に考えて乗り切るしかありません。

そして、親になってからも、夫婦の人間関係をバージョンアップしながら子育てをしていくこと。

それは自分たちの成長にもつながり、その成長が自分の中の癒えていない傷を癒やすことにつながります。

子どもは「愛のない関係」に傷ついている

仲が悪いまま陰湿にケンカを続けている当人同士は気づかないかもしれませんが、ケンカの場に居合わせたり、愚痴を聞かされたりする子どもは傷ついています。

なぜ子どもは傷つくのでしょう。

それは家族の中に愛情がないからです。子どもにとっていちばん身近な世界である家族の中に愛情がないと、子どもはとても傷つきます。

表面は取り繕って装っていても、愛情がないと子どもはそれを敏感に感じ取ります。たとえばケンカばかりしている両親だけれど、何やら愛情を感じ取れるという家庭であれば、子どもはある程度の許容範囲を持って、それほどこころに重い影響を受けずに成長できるでしょう。それは、夫婦や家族の形態がその数ほどさまざまで、一概ではないという興味深いところです。

ぶつかり合いを避けて外見だけ整っているように見えても、愛情がない家庭でそれを感じて育った子どもの中には、自分のことを愛せないという悩みを抱える方がいます。

家族間、夫婦間に愛情があるということは大切なことです。相手とぶつかっても理解しあいたいという意欲、そして自分と違う人間として相手を認め、尊敬できるということは、家族一人ひとりにとってとても重要なことなのです。

親が子どもに与えられるいちばん大事なメッセージ

親が子どもに伝えられることで、いちばん大事なことはなんでしょう。

子どもの声に耳を傾け、子どもの話や考えを聴き、本心を汲み取ってください。そして、子どもに「あなたは自分で考える力を持っているよ」と伝えることです。

子どもにとって自分の人生を生きていくためにいちばん大事なのは「自信」です。子どもが自分で考えるためには時間がかかるかもしれませんがそれは当然です。そして、「そのためにはとことん考えていいし、答えが間違っていてもいいのだ」というエールを送ってください。いつも根気強く、このエールを送り続けることが親の大切な役目ではないかと思います。


子どもは成長するにつれ秘密を持ったり、冒険をしたり、一人遊びをしながら、ファンタジックな世界を味方にしながら生きる力を身につけていきます。そして自信と力がついたところで親離れを始めます。子どもが親に隠れてこそこそと何かやっていたり、何かを隠したり、秘密を持ったりするのは成長にともなう健全な姿ですから、それを全部暴き出したりするのはやめましょう。子どもの成長を邪魔することになりかねません。

子どもの行動や考えの中で、親が気に入らない部分をばっさり切り捨ててしまうようなこともやめましょう。そんな親に対して、反抗的に切り返してくるところまで成長した子どもならば大丈夫ですが、そこまでの力と自信をつけていない幼い子どもが、そういう親の元で、年相応に甘えることも、誰かに思いを吐き出すこともできずに成長することがあります。怖いお父さんやお母さんに萎縮したまま、体だけは成長し、いつもびくびくした気持ちを抱え自分で決断できない大人になってしまうことがあるのです。

また、一方で、子どもが失敗するのを見たくないという思いから、子どもの成長の芽を摘んでしまう親がいますが、それは子どもの成長に対してデリカシーのない悲しいことです。親が先回りして子どもの失敗の要因を取り除き、「間違わないように、こうしなさい」とアドバイスすることは大変な間違いです。子どもの成長から見ると、そこでは「間違えていいんだよ。間違えたらやり直せばいいんだよ」と伝えていただきたいものです。

子どもが自分で考えて行動し、その結果から何かを学ぶチャンスを奪ってはいけません。ものごとの本質を知る大事な体験です。

子どもは小さな大人ではありません。

甘えながら確かめながら、何度も失敗しながら、自分を知り、外の世界とのつきあい方を知り、成長していきます。親はとことん子どもからの問いかけにつきあい、子どもの考えに耳を貸しましょう。

過去や未来の心配はやめて、いつも今を幸せに

過干渉になる親は、自分の中に不安や恐怖を抱えている場合があります。それが濃

縮されて子どもに対して干渉という形で出てくるのです。自分の不安を子どもに投影し、子どもが不安を避けられるようにせっせと手取り足取りして手伝ってしまいます。可能な限り、子どもの将来を自分で見極めないといよいよ不安になるのでしょう。

しかし、その将来を生きるのは誰でしょうか。

親ではなく子どもです。どんなに子どもに幸せになってほしいと願っても、親が代わりに生きるわけではありません。子どもの未来を先取りして決めつけ、不安を持つのは親が子どもの未来を支配しようとしているのと同じです。親が自分の不安を子どもに重ねても仕方ありません。どんなときも子どもを認め、適切な距離感を持って、子どもの声に耳を傾けられる親でいることが大切です。

今、自分はどこに立っているのか、親としての立ち位置をしっかりと見てください。

私の病院に相談に来る方の中には、どこにいてもいつも足元が不安に感じるという方がいます。社会全体がそうした感覚にとらわれているのかもしれませんが、これからはもっと確かに足元を見つめて生きる時代になるだろうと思います。

自分の足元から自分の人生、家庭を見直してみましょう。そこで「自分は何を基準に、どうやって生きているのだろう？」と、自分にとっての基本を確かめ、自分の手に取り戻していきましょう。どこかで聞いた誰かの考えなどでなく、家族のこと、自分の生き方のこと、豊かさについて自分で考える時間を持ってみてください。

取り戻せない過去でもまだ来ない未来でもなく、今を大切に生きることが大事です。将来の不安なんて考えても心配しても、おそらく役にたちません。過ぎてしまった過去を考えてもしようがない。私たちには常に今しかありません。

過去も将来も今のためにあり、今が一番大事なのです。それが「Here and now.（今ここに）」という考え方です。自分のこころの健康と子どもの成長のためにそのことをおぼえておいてください。

自分に対する「低い評価」が自分を苦しめる

病院に来る方の中には、「自分を卑下してしまう」「自分に対する評価が低い」方が多く見られます。こうした自己評価の低さによって、自分を苦しめている方は多いのです。

　自分にそうした傾向があるとわかっていて、それをやめることができるなら、やめましょう。「できなかったこと」や「苦手なこと」ではなく、自分が「できたこと」や「自分の得意なこと」について考えてください。

　人に厳しく自分に甘い人は、職場などではあまり歓迎されないかもしれません。しかし、自分に対して必要以上に厳しすぎる人、自己評価が低い人はこころの元気が徐々に殺《そ》がれて苦しい思いが膨らみ、身動きがとれなくなってしまう場合があります。「低い自己評価」をやめればこころを軽くすることができます。

　こうした方には子ども時代の影響が見られる場合があります。

　何かのきっかけで、こころが傷ついた子どもは「自分なんかダメだ」「人より劣っていたらダメなんだ」と、考えてしまいがちです。それに対して親が追い討ちをかけ、「ダメなんだから、もっと頑張りなさい」と命令したり、「あの子はすごいじゃないの、なんであなたはダメなの」と比較したりしているとどうでしょう。

　こうしたことは、一般的に家庭でよく見られるシーンですが、傷ついている子どものこころには励ましの効果は少なく、逆効果になる場合が多いように思われます。向上心が芽生えるどころか本当に自分をだめだと思い込んでしまうのです。

病院に来る子どもの中には、親を含めて大人を避けたがっている方が多く見られますが、これは自分を責め続けているからです。私たち大人が思っている以上に子どものこころは悩み苦しんでいます。子どもにとっては否定されずに話を聞いてもらえる環境がとても大切です。

それから、意外に思われるかもしれませんが、子どもは、お母さんがお父さんをけなしていたり、お母さんが誰かを見下したり、お父さんがテレビをみて暴言を吐いていたりする姿を間近で見聞きすると、「自分が責められているような気持ち」になってしまうものです。

親には、そんなつもりはまったくないでしょうが、こうした言動が子どものこころに影響を与えているということを自覚しましょう。親が意識していないそんな日常生活の中で、子どもは「自分の価値が下がった」と感じ、こころの中で「恐怖心」が広がっていきます。そうしたことが高じて「自己評価が低い」状態が作り出されます。

自分の欠点を認め、苦手分野を克服する方や、より高いスキルを身につけて成長する方もいますが、欠点に注目するあまり、中には自分を責めはじめる人もいます。「自分はここが悪いから直さないといけない」という思いが「直せない自分はよくない、ダメな人間だ」となり、自己否定に自己否定を重ねていってしまう方がいるのです。

人間は欠点があって当たり前、欠点を抱えた自分をよしとしてから、その欠点についての改善策を考えます。

たとえば、家の中が思うように片づいていなくても、子どもが宿題をすませていなくても、「これは私のせいだ」と思わないように。

「自分は掃除が苦手なので、部屋が多少ちらかっていても当たり前」

「子どもが勉強から逃げたがるけど、ほとんどの子どもがそうなのだから、当たり前のこと」

というふうに考えましょう。掃除が苦手ならば、「今日は○○と○○だけキレイにしたら〇Ｋ」と決めたり、曜日によって掃除が得意な家族にお願いしてやってもらい、自分はそのかわり、何か得意なことをしてあげるなど、可能な対処法を考えましょう。

自分を責めさいなんでいる考え方を手放し、自由な空気を存分に味わいながら、「自分を認めること」に慣れていってください。

相手を否定しないコミュニケーション

相手が子どもの場合、まずは怖い思いをさせないようにして、子どもの言い分を全部聞いてあげましょう。肯定的に返事をするように、自分の意見は子どもの話を全部聞いてから言うようにします。会話の中で、つい「でもね」と言って話の腰を折ったり、「世の中、こうなんだよ」と諭してしまわないように。それでは、子どもは何も言いたくなくなってしまいます。

自分を肯定してもらえた子どもは、また話を聞いてもらいたいという気持ちになります。子どもが自分からコミュニケーションできるようになることが大切です。問題が見つかったり、意見がぶつかったりすることがあるかもしれませんが、そこで怒りだす必要はなく、「それはこうじゃないか」と静かに伝えればいいのです。

先に反論せず、ゆとりを持って聞き、子どもの言うことをまず肯定することです。そして、会話の中から相手は何を自分に言ってほしいのかということを考えてプラスのメッセージを見出していきましょう。

上に立つ側は、ついつい相手に対し、欠点や不足を指摘しようとしたり、何かを解決してあげようとしてしまいがちです。それでは、なかなか相手を肯定することにつながりません。

親子の会話では、大抵は親の言うことを子どもが聞くことになってしまいますが、これは注意が必要です。大人が子どもにアドバイスをしているつもりが、実は、夫や妻、家族の愚痴をただ延々と子どもに聞かせたり、説教をしたりしてしまうことも多いのです。子どもは本来、素直で親思いですから、そんな親に対しても我慢しながら聞くことで、結果的に親のカウンセリングをすることになってしまいます。

親子でも夫婦でも上司と部下でも、会話にちょっと工夫をして相手に対して肯定的な会話ができるようになるとコミュニケーションの質は随分と違ってきます。

まず、相手を否定しないこと。そして、たとえあなたのことを否定してくる相手であっても、相手が自分に何を言ってほしいかを想像力と思いやりで考えてみましょう。

世界が広がる魔法の言葉「ノー」

「ノー」を言うのは、相手を否定したり、受けた言葉を感情的にはね返すということではありません。なぜ「ノー」なのかも含めて、それを冷静に伝えることが大切です。それを説明できることが、ひいては「自分とはこういう人間です」と伝えることにつながります。相手からの要求に対し、できないことや自分が肯定できないことについては、静かに「ノー」という言葉をお返しすることです。

相手の感情や要求は相手のもので自分のものではありません。相手の気持ちについての想像力を働かせたり、相手を思いやる気持ちは大切ですが、自分の気持ちとのバランスがとれなければ結果的によいことはありません。

たとえば、他人は他人、自分は自分と区別できていることが重要です。これは思いやりとは別です。相手の感情を自分自身のもののように混同して感じ取らなければ、本来の問題について集中して考える余裕が生まれてきます。この「イエス」「ノー」がうまく言えないために、問題の手前で苦労している人はとても多いと感じます。

相手に「イエス」ばかりを返すことが、人とうまくつながるコミュニケーションの秘訣ではありません。相手と同じ考えを持つことがわかり合うということではないからです。むしろ、人はそれぞれに違うのだと認める気づきが、他人への理解や思いやりを育てます。「ノー」と言うことで、それぞれに違っていることを認め合い、ちょうどよい距離感を探すことができる。それが大切です。

そうした経験から、自分に対する客観性と相手に対する謙虚なスタンスを学べば、人間関係はずいぶんとラクになります。思わぬところで判断を迫られたりすることもありますが、それを受け止める自分の中に軸が持てるとかなりラクになるはずです。

そうはいっても、日本人は「ノー」と言うのはなるべく避けた方がよいのではないかと思いがちです。しかし、「ノー」と言うことで離れていく関係は表面上や利害だけの関係だと思いましょう。本当に身近な人や大切にしたい人にこそ、この魔法の言葉「ノー」をていねいに使ってみてください。

今まで「ノー」を言えなかった人は、最初はなかなか口に出すことができないかもしれませんが、1回や2回でうまくできるものではないと割り切って、1日の会話の中でひと言でもうまくいったらそれでよしとします。

ところで、「ノー」が言えないことと人間関係の問題には、深いつながりがあります。

ノーが言えない人の中には、まさにメルトダウン家族の影響を受けた方が含まれることがあります。親の強い影響というより、虐待に近いケースなどです。

また、上司や恋愛相手からそうした心理的な縛りを受けている方もいます。対等な意識を持ちにくく、正当な抵抗や自己主張はもちろん、意見の交換さえできなくなっている。それが続くことで、どんどん自分に対する評価が下がっていきます。それによって、さらに「ノー」が言えない状態へと連鎖していくのです。

親子関係も雇用関係も恋愛関係も、相手との関係が理想化されがちな関係です。開かれた環境で、ほどよい距離感を持って、お互いに修正しあいながら安定した状態を見つけていくことが理想的ですが、人間、なかなかそうはいきません。ましてや家庭や職場など、密室に近い環境では力のある者が力の弱い者を都合よくコントロールする方向に傾く危険性が潜んでいるのです。注意すべきは自分が加害者にも被害者にもなりうるということです。


ある男性は、職場で上司を「怖い」と感じていました。

職場に「苦手」と感じる人がいるという方は多いかもしれませんが、「怖い」と言う方は少ないでしょう。しかし、そういう方がたまにはいらっしゃいます。それが行きすぎ、過剰に怖がっているうちに、その男性は適応不全を起こし、「うつ病」になってしまいました。

このようなことはなぜ起こるのでしょうか。

彼の恐怖の対象である上司は、他の人から見ればいたって普通の上司です。しかし彼にとっては、特別な存在になっていたようです。それは彼が上司との関係の中に、成長の過程で抱えていた親との関係を再現していたからです。彼は、成長期に反発し、乗り越えるべきだった親を上司の中に見ていました。それは彼の達せられなかった思いが作った親ですので実態とは違うものです。しかし、恐怖と想像から次第にモンスターのように膨れ上がってきたのでしょう。

上司を上司として捉え直し、意識して、成長期に家庭の中でできなかった「親との葛藤」に代わる行動につなげられればよかったのかもしれません。しかし、複雑な仕事の状況などがからむと、そうしたこともなかなかうまくはいきません。ちょっと間違えば、上司によっては仕事の成果が思わしくないといった理由で、逆に情け容赦ない対応となるかもしれません。

そんな現実に傷つかず、自分を表現していくことはとても難しいことです。彼はそのことでとても苦しんでいました。

こんなときは、どうしたらよいのでしょうか。

こういうときは、「相手に自分をよく見せよう」とは、いっさい考えないことです。「この人は自分のことをわかってくれるのではないか」という、都合のよい期待もいったん手放しましょう。

自分を大事にするために「ノー」と言ってみることです。

また、相手に、思い込みに近い期待を持ってしまうと、相手と自分を混同してしまうこともあります。自分と他人、「自分に、こうあってほしいと期待している他人」、「自分が、こうであってほしいと思っている他人」、こう書いてみるだけでも、もう、わかりにくいですね。混乱して自分と他人が区別できなくなると、自分が本当に「嫌なこと」を避けることができず、どこまで他人の希望を受け入れていいのかもわからなくなってしまいます。感情的に他人を巻き込み、他人に巻き込まれて、お互いにさらに苦しくなってしまいます。

「ノー」と言われる側の人も「ノー」と言われることで、人の立場を少しずつでも受け入れる練習になります。やがて自分から相手の立場に立って言葉を発することを学び、信頼しているからこそ「ノー」が言える関係というものを理解していくようになります。

夫婦や恋人などのパートナー、会社や職場の人間関係でも「ノー」が自然に言える信頼関係を築くことができれば、自然に人間関係も成長していくものです。

怒りを見きわめ、処理する練習が大切

「怒る」ということも決して悪いことではありません。

傷つくことと同様、自然なことであり人として大切なことです。怒る自分を許せず、怒りの感情に対して罪悪感を持ってしまう方がいます。そうした状態は想像していただければおわかりだと思いますが、こころがモヤモヤとしてスッキリしない苦しい状態です。怒りの感情が形を変え消えてしまえばいいのですが、ゆがんだ状態で自分の心に奥に溜め込まれると、結局はコントロールが難しくなり、どこかで必ず爆発して

しまいます。

「怒り」という感情は、ぶちまけたり抑え込んだりせず、発生したその場その場で「自己主張」に変えて大切に扱い、小さいうちに外に出してしまうほうがよいのです。

「怒り」という感情に対する取り扱いの注意点はただそれだけですから、日常生活や人間関係の中で、違和感を持ったり小さなトゲのようなものを感じたら、見ないふりをせず、気にとめてみてください。

そして、日常の小さなことから、こまめに怒って、「自己主張」に変える練習をしてみてください。

他人の「怒り」に出会ったときも同様です。

相手は「怒り」のまま、その感情を投げつけてきているかもしれませんし、きちんと「自己主張」しているのかもしれません。相手の勢いや大声から、不安になったり、恐怖心を持ってしまう場合もあるかもしれませんが、落ち着いて相手を見てみましょう。それができると、相手の状態がよくわかります。相手が「怒り」の感情を処理できずにぶつけてきているのなら、特別な関係でない限り、その感情をあなたが受け止める必要はありません。その人がそういう状態なのであって、あなたとは関係のないことだと割り切りましょう。また、「自己主張している」のであれば、それは「けんか」と捉えないこと。相手を言い負かそうと思わないようにし、主張部分を聞き取るとよいでしょう。

相手とぶつかったときに、「ぶつかったこと」として受け止めることができれば、それは、あなたが親との関係を乗り越えて成長できている状態です。それができていない状態だと、ぶつかった相手に「従うか」「従わないか」という二者択一になってしまい、問題がすり替わってしまいます。そうならないためにも、まず、相手を自分と違う人間として認めることです。

また、「怒り」を「自己主張」として表現したつもりが、エスカレートして、「口げんか」になってしまうと、問題の本質から遠ざかってしまいます。

みなさんも思い当たると思いますが、家族の問題でこれは見すごせない、ということは口げんかでお茶を濁さず、きちんと「自己主張」しあってみるのがよいかもしれません。自分とは違う相手の意見を受け入れられるかどうか、悩みを共有できるかどうか、ちょうどよいテストだと思ってください。これは、違っている部分を同じ考え方にするということではなくて、自分と違う考え方があることを認めるということです。

自分の中にこの考え方もあの考え方も入れてみる。自分は自分の意見が正しいと思っているが、同様に相手は相手で相手にとって正しい意見がある。それに気づきながらそれを認めて生きていく。それができるのが、人間関係によって成長できる人のこころの奥深さだと思います。

自己主張。それは静かに何度も伝えること

日本人は自己主張が苦手といわれます。

日常生活では特に自己主張しなくとも、問題なく生活できてしまうぐらいです。そこで、あらためて「自己主張しよう」と思うと、特別なことをする覚悟が必要になる

ようです。

自己主張というと、大声で相手を押さえ込んで自分の思い通りにさせるというイメージを持つ方もいるかもしれませんが、それは違います。自己主張とはただ静かに自分の意見を伝えればよいのです。

伝わらなかったら、何度も繰り返し伝えます。

「静かに繰り返し伝える」ことは、友人関係でも夫婦関係でも職場でも、コミュニケーションの基本です。

自己主張とはちょっと違いますが、親が子どもを叱ろうとして怒りなどの感情をぶつけてしまうことがあります。叱るべきときはきちんと叱ることが大切ですが、感情的に怒るということは、大人も「子ども返り」しているということです。

それは本来、子どもの方法です。大人である親は知恵を働かせ、謙虚さをもって、静かに繰り返し伝える姿勢をあきらめないことです。

コミュニケーションとは自分ひとりで成り立つものではありません。決まった形やスタイルもないと考えましょう。自分のことは、相手は何一つ知らないと思って接することから、伝えたり受け取ったりする努力がはじまります。家庭内でコミュニケーションがとれていること、とる努力をしていくことが、家族のメルトダウンを防ぐ手立てだと思います。

「YOU《ユー》メッセージ」より「I《アイ》メッセージ」

家族の関係がこじれているとき、必ずと言っていいほど、「ＹＯＵメッセージ」が登場します。

「ＹＯＵメッセージ」とは、

「あなたは○○なのよ」
「おまえが○○だからだ」
「お母さんが○○してほしい」
「あなたが○○しなさい」

といった、YOU（相手）に対する決めつけ、断罪、要求の会話です。
この「あなたは○○だ」という、「YOUメッセージ」は言われた相手を傷つけます。言われたほうは自信をなくし、自分の評価を下げてしまいます。

また、夫婦のどちらが家族に貢献しているか、どちらが子どもにより好かれているかといったパワーゲーム的な争いをする夫婦も見られます。社会はパワーゲームになっていますが、上から目線で相手に圧力をかけあうパワーゲームが家庭に入り込まないようにしましょう。夫婦が牽制し合い、どちらに実権があるのかなどと考えずに風通しのよい関係を築くことです。強い部分を競い、役割を取り合うよりも、相手の不足や欠点を補い合える夫婦のほうがよほど家族の役に立ち、美しい関係です。

「YOUメッセージ」は使わないように意識し、もし、そう言いそうになったら、自分のことを伝える「Iメッセージ」に置き換えて言ってみてください。
「あなたが○○なのよ」は「あなたが○○だと私は悲しい」と言ってみます。

「あなたが○○しなさい」は「あなたが○○してくれたら私はうれしいな」に。「Iメッセージ」を使うことで、お互いの気持ちが少し変化し、状況も違ってくるでしょう。

失敗してもできなくても、自分の存在を認める

家族のメルトダウンを防ぐためにお伝えしたい最後の項目は、ここにあげたいろいろな考え方を試してみて、仮にそれがうまくできなかったとしても自分を責めてはいけないということです。

試しにやってみたが思うように続かなかった。相手に伝わらず失敗した。そんな結果に終わることもあるかもしれません。しかし、失敗した自分も含めてまるごと認めることが大切です。それが、この章でお伝えしたい最も重要なメッセージです。

つまり、自己肯定感を持つことが大切です。

自己肯定感というと、なんだか難しそうなイメージですが、何かを達成しなければ味わえないものではありません。

「自分で自分をよしとする」、そういう考え方だと思ってください。

自分の存在を社会規範や高いハードルからちょっと外して見る。そんな視点を持ってみましょう。

自分について肯定的になれれば何にも依存する必要がなくなり、自然にこころが自由で強くなっていくものです。それが自信につながり、深いところにあった子ども時代の縛りや影響を脱し、こころの傷を癒すことができるようになります。

これは考え方を変えるだけでできることです。本当にそんなにむずかしいことではありません。

第四章

考え過ぎないためのエクササイズ

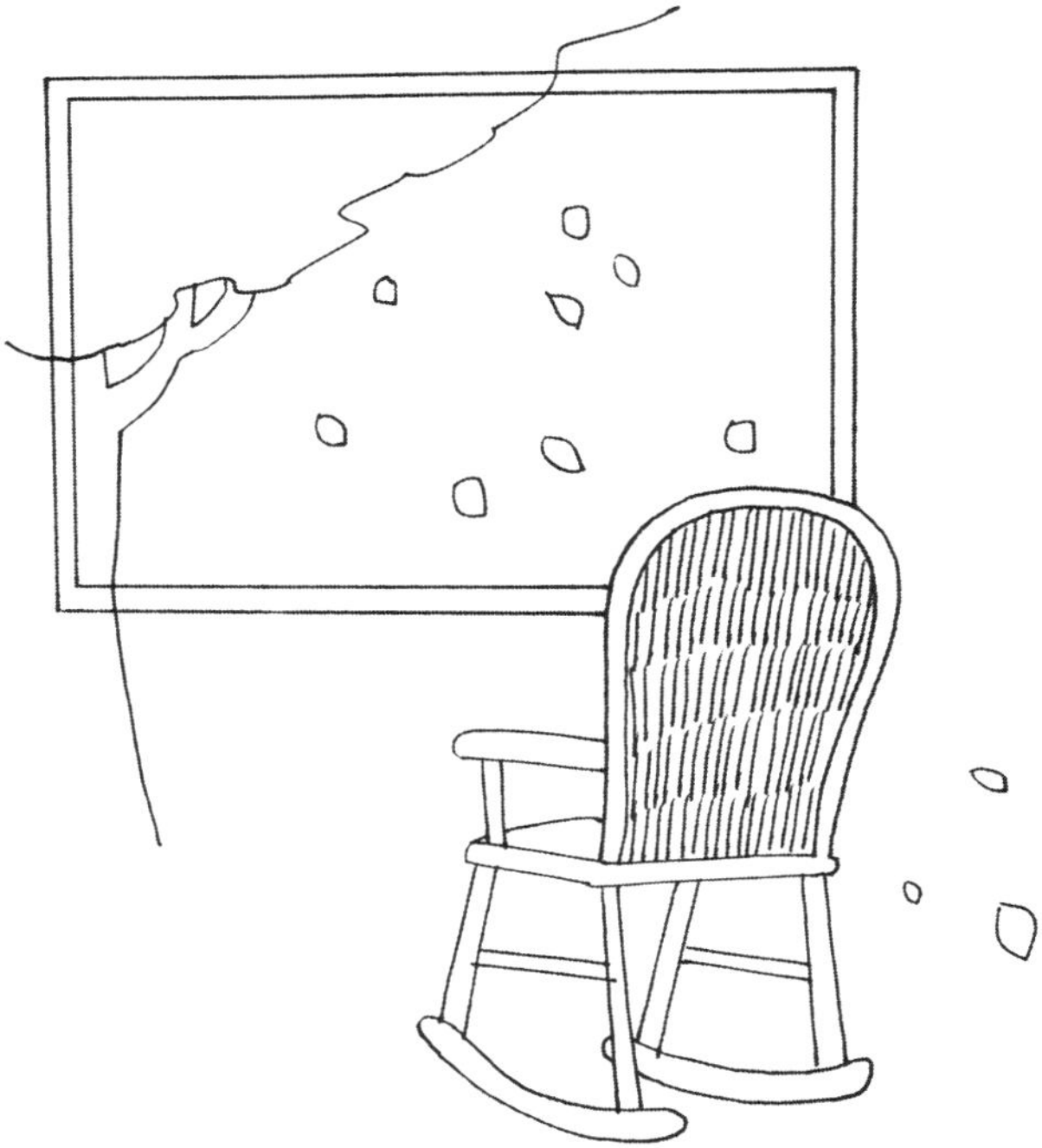

頭であれこれ考えすぎない

メルトダウン家族の影響を受け、生きにくさを抱えることになった人は、こころを柔軟にして、違う発想をすることで、気持ちが少しラクになることがあります。とはいえ、「違う発想をしよう」「考え方を変えよう」と思ってもなかなか簡単にはできません。生活習慣や行動パターンを変えることと同様に、こころの中に強い抵抗が起こることもあり、難しいものです。

外側から手を加えて変えるというより、自分の中にある考え方の「根っこ」について違う角度でまるで人ごとのように眺めることから始めましょう。

そして、ストレッチや柔軟体操のように少し揺さぶってみる。結果的に、こころの可動域が少し広がる、そして少しずつ変わることができる。そんなイメージでやってみましょう。ポイントは手や身体を使って「頭であれこれ考えすぎない」ということです。意外な発見があるかもしれません。ぜひ試してください。

時間を越えた影響に気づく「ファミリー・ツリー」

あなたのファミリー・ツリーを作成してみましょう。

「ファミリー・ツリー」とは家系図のようなものです。自分を中心に、両親、両親の親（祖父母）、わかるようでしたら曾祖父母を書き入れましょう。それから、自分の配偶者、子ども、自分の兄弟姉妹、両親の兄弟姉妹、自分のいとこなど。血縁だけに限る必要はありません。同居や養子関係なども含めて、あなたが子どもの頃から関わってきた、あるいは事情があって関わってこなかった「家族」「縁者」すべてと捉えてください。わかる範囲で名前と性別、職業や居住地を書き入れていきましょう。

自分にはこんなルーツがあって、こういう人たちが家族にいて……と客観的に眺めてみましょう。こうしたプロセスを踏むことが、客観的な視点から家族を見る練習になります。

自分の家族、祖父母や曾祖父母については親が健在ならば聞きながら作成してもいいでしょう。また、書きながら子どもに「お父さんが子どもの頃にはね……」と、あなたが子ども時代の親（子どもにとっては祖父母）と、どんなふうに暮らしていたかなど、教えてあげるのもいいでしょう。日々の会話と違って意外なやりとりが生まれるかもしれません。それは子どもにとっても自分にとっても新鮮で興味深いことでしょう。

自分の子ども時代を思い出す作業は単純なことに思えますが、人によっては、こころの中にしこりを感じて、ファミリー・ツリーを書くことに抵抗を感じる方もいるかもしれません。

しかし、これは家族の問題をあげつらうことでも、誰かの欠点を探すことでもないので安心して書いてください。むしろ、書くことにより、子どもの頃に感じていたさまざまな気持ち（その中には親や周囲に対しての不満や不信が含まれているかもしれません）が、整理できる場合があります。整理して外側から見ることができれば、それが癒しにもつながります。詳細でなくてもかまいません。気軽に、難しく考えずにカンタンに書いてみてください。家族の位置関係を書いていくことによって、自分を囲む人間関係がわかります。

それによって、子どもの頃に身についた、自分の思考パターンや行動のくせなどが客観的に見えてくるかもしれません。そうした思考パターンやくせを意識することが、今あなたが抱えている問題に正面から向き合うきっかけを作ったり、対処する力を呼び起こしたりすることにつながるので、それを活用してください。

こうして家族を書き出してみることが人によってはつらく難しい作業になることもあるかもしれません。しかし、「やってみようか」と思えたら、それは一歩前進です。向き合うと決めた瞬間から、その思いは徐々に成長し、やがて自分を救う力になるはずです。

一見、問題ない家族のように見えても、その奥深い部分に問題が潜んでいて、見えないところでつながっていることもあります。自分にとってよいと思える面も、逆にマイナスに感じることも、親の持つ特徴的な性質、メンタリティが無意識を介して子どもに伝わっていることがあるものです。ファミリー・ツリーを実際に書いてみると、腑《ふ》に落ちることがあると思います。

ここで注意していただきたいのは、「因果応報」といった考え方や科学的な実証を言っているのではありません。

自分の周囲の人間関係が意識無意識に関わらず、いかに大きな影響力を持っているかということです。三代ぐらいまでさかのぼって、自分の家族について考え、どんな人たちだったのかを調べてみると、自分では気づかない無意識のルーツが浮かび上がってくるように思います。


私も自分のファミリー・ツリーを書いてみたのですが、私の祖父は当時、九州の久留米の町でアイスクリームをいちばん最初に作った人だったということがわかりました。

「アイディアマンだったおじいさん」というおおらかでユニークな存在は、職業を同じくする父との関係で窮屈な思いを抱えていた私の心の支えになりました。私が、新しい精神科医療の実現を夢見たのと同様に、私の祖父も新しいアイディアに挑戦するパイオニアだったのです。「私はそうした性質を受け継いだんだ」という思いは、苦しい状況のなかで私を力づけてくれました。

あなたの「価値基準」は、本当にあなたの価値基準か

どんな紙でもいいので、自分の価値基準について書き出してみましょう。

価値基準とは、「○○がよいと思う」「○○を○○するのは間違っている」「○○は○○だ」「○○が好き（あるいは嫌い）」といったことです。なんでも結構です。

部屋のドアは閉めておくのが好きですか？　開けておきたいほうですか？　朝食は和食でしょうか？　パンとコーヒーでしょうか？　目玉焼きにはどんな調味料をかけますか？　どんな新聞記事を熱心に読みますか？　眠るときに小さな灯りがほしいでしょうか？　蒲団が好きですか？　ベッドが好きですか？　そんなことからはじめてもよいでしょう。項目に制限はありませんから、自由に書き出してみましょう。

書けましたか。

あなたが生きていくために何かを判断する。その判断をするための価値基準、それがあなたのものさしです。日常生活でのルールや、好ましい手順や方法、勉強や仕事への取り組み方、あなたのスタンダード（標準・基準）です。しかし、もう少しよく見てみてください。自分で、これが正しいと思い込んでいるスタンダードは、自分で学び、知り、意識して判断し、自分の中に取り入れたことばかりでしたか？

自分で決めた自分のものさしでしたら、それはあなたにとって無理のない、あなたのものさしです。

しかし、もしかしたら、「どちらがよいだろうか？」と考えた経験もないことや「ものごころついた時から○○だと思っていた」といったことは含まれませんか。それらの中にはあなたのものさしではなく、育った環境や親など周囲の大人によって影響され、いつの間にか決められていた「親のものさし」も含まれているかもしれません。

書き出した価値基準を自分で文章にして読んでみてください。

他人が書いたように眺めることができると、そこに自分の価値ではないことが浮き彫りになるかもしれません。子どもの頃から、親や周囲の大人に口癖のように言われてきたこと、勧められてきたこと、とがめられてきたことかもしれません。

また、自分で決めたはずのルールでも、親の言うとおりに判断していないものについては、その基準について考えるとき、「親に申し訳ない」という思いがセットになっている、といったこともわかるかもしれません。

次に、その影響が自分のマイナス面にどんな形で表れているかを書き出してみましょう。「醤油がないと、目玉焼きが食べられない」といったようにです。この場合は大して困ることではないかもしれません。

しかし、項目によっては「○○がないと○○できない」「○○を許せない」「○○できない自分がキライだ」といったことが出てくるかもしれません。これは、あなたの中にある考えなので、一般的であっても、一般的でなくてもかまいません。思いついたことを一度アウトプットしてみることが大切です。

こうして考えていくうちに、「親なんて、くそくらえ」と思ったとしても大いに結構です。あるいはそんなことは思わず、親に感謝の気持ちが湧いてくるかもしれません。

この作業で大切なのは、これまでは自分ではなく親の価値観に閉じ込められるか、逃げるかしかなかった「あなたの疲弊した感情」を解放していくことです。

自分のルールを書き出してみる

対人関係や仕事、家庭における自分のルールをいくつか書き出してみましょう。

自分が決めていることでよいのです。会社の規範などを細々と思い出す必要はありません。たとえば、学校や会社、所属する団体などの一つひとつの細則は、ある大きなルールに則って事務的に決められていることが多いものです。

では、あなたの大きなルールはなんでしょう。

あなたが信じてきた自分のルールの中に、「社会はこういうものにちがいない。これが社会のルールだ」というあなたの勝手な思い込みが混じっているかもしれません。

それから、そのルールのうち、いらないかもしれないと思えるルールを整理してみましょう。

ルールは少ないほうがいいのです。

そのほうが、不思議なことに本当の責任感が増してきます。そして人生は断然おもしろくなります。人はこころに芯があって自律できているときには、明文化したルールがなくても、こころは落ち着いた状態でいられます。自分を守ることもできるし、まわりにも思いやりを持って接することができます。

自分で決めたルールが多い状態とは自分の中に安定した自己がない不安な状態です。こころの中に借り物の柵（ルール）を作ることで、不安が外に漏れ出さないよう、また、外から入り込まないようにこころの外堀を固めているようなものです。

書き出した自分のルールを眺めてみて、それが自分から生まれたものか不安にとらわれて借りてきたものか、そのバランスを見てみるとよいでしょう。

他人に影響されただけのルールや、不安を埋めるために作った些細なルールなどは、できれば思い切って今日から削除してもかまいません。それができるかどうかはこころの元気のバロメーターと言えます。

5分間限定。今を生きることを考える

1日5分間だけでもいいです。「今を生きる」ということについて考えてみてください。

1時間とか1日と考えると長くなり、「意味のあることは何か？」などと考えがちです。そこで5分間だけ「今を生きる」ことを考えてみましょう。

それだったら「とりあえずお茶を1杯飲もうかな」ということかもしれません。それで結構です。

人によっては「空を見てみる」とか、「道を歩いて花を眺めてくる」という方もいるでしょう。頭がいっぱいになっているときには、街路樹に花が咲いていることにも気がつかないし、空が青いことにさえ気がつかないものです。

５分間だけでよいので、「過去についても未来についても思いわずらわない」と決めて、ぜひやってみてください。

人生は今がすべてであり、今が大事です。

「今が大事と、頭ではわかっているけれども、実際、何をどうしたらいいのかわからない」とおっしゃる方がいます。過去と未来のために不安になり、汲々《きゅうきゅう》として時間を過ごしていると、今ここで自分は何をしているのかという「今」を忘れがちです。

今、子どもと笑いあうこと。

今、自分が安らぐこと。

今、自分がほっとすること。

今、この時間をぼーっと過ごすこと。

今の自分が幸せであるということは、今ここで確信できることです。

今を味わうステップはたくさんあるのです。

「休む」をないがしろにしない

休みはしっかりとりましょう。

ここで言う「休み」とは日常のサイクルから解放されて自由になるということです。

ゆったりした心の中に、水面みたいなものを感じてみてください。

ザワザワしていない、ゆったりと落ち着いて澄み切った水面をイメージしてみましょう。

休んでいるときのこころとは、そんなゆったりした水面のようなものなのです。

多くの人が、いつも、仕事や家事や雑事や外からの刺激などで、こころの水面が波立っている。それが当たり前になっているのではないでしょうか。

人は休まずに活動し続けることはできません。

休み、つまり休養が足りていないと、当然、身体が疲れてきます。すると、それに伴ってこころまで疲れてしまい、大事なことを見落としたり、丁寧に対応すれば大事に至らないことをついはしょってしまったり、表面だけ見て判断を誤るようになりま す。そうした不完全な活動の結果、本来はしなくてよいような後始末に追われてさらに忙しくなります。または、燃え尽きたようにその後まったくやる気が起きなくなったりします。

休日の過ごし方さえもスケジュール管理の延長のように、「いつ休みをとってどこで何をどうしようか?」と計画を綿密に立てる方がいます。休暇の計画を楽しんでいるのならば問題ありませんが、計画を綿密に立てないと落ちつかない、ノープランでは不安で楽しめないという方は、こころの深いところで、休むということから遠ざかっているのかもしれません。

常に何かしていないといられない、スケジュールが埋まっていないと不安になるという心理状態を放っておくのは、こころの健康状態にとってよいことではありません。

企業の効率追求と同じような感覚で、時間を無駄にしないようにスケジュールをびっしりと埋めることは自分の時間を上手に使っていることとは違います。休むときは、一見無駄と思える時間を受け入れてみるほうがよいかもしれません。

そんな時間を過ごすことから、普段、健康な心身で日常を送るための生産力や回復力が無限にやってくると思います。

私も週末の休日でバランスをとるようにこころがけています。

家族で自然の豊かな場所へ出かけていって、目的もなく山を眺めたり、あてもなく子どもと散歩したりして、こころを自由に遊ばせるようにしています。

社会的な立場や役割からいっとき開放されるために休んでいるのですから、仕事のことをその時間は考えません。気になることや嫌なことは忘れ、自然の中で自由にこころを解き放つ感じです。そうして家に戻ってくるとほどよく体が疲れ、後はぐっすりと眠ります。この習慣を始めてから本当によく眠れるようになりました。ぜひ試してみてください。

人生の豊かさを考えたとき、時間の使い方、時間とのつき合い方に焦点を合わせることがいちばんの贅沢かもしれません。

客観的に見れば、有意義な時間とは「何かのために使われている時間」でしょう。しかし、それが自分にとって必要のないことで、それに追いたてられていると感じていては消耗します。無限で平等な時間のスケールに包まれることができるのは何もしない、ぼーっとした時間です。

何もしない時間に身を委ねることはとても大切です。そうした時間を過ごした後は自然に自分を振り返ることができる余裕が湧いてきます。そこにはとてもスケールの大きな癒しや回復の作用があると感じるのです。

思い当たる方も多いと思いますが、意図的にものごとを考えているときには大したアイデアが考えつかないものです。

ところが、ゆっくり休んでいるときやお風呂に入ってリラックスしているとき、散歩しているときなどのほうがよいアイデアやひらめきがやってきます。考える力が冴えています。

忙しいと感じるときほど休みをとってください。

「忙しくて休みどころじゃない」と感じるかもしれませんが、どこかで頭を切り替えて少し強制的に休息をとりましょう。休まなくても大丈夫という人がいますがそれは違います。人間は惰性や習慣ですごしてしまえる面があるので、昨日まで大丈夫だと今日も明日も大丈夫のように感じるのです。

目の前に仕事があると、責任感の強い方はつい「これが終わってから休もう」と考えがちです。

しかし、今度からは「休んでからこの仕事にかかろう」としてみてください。

混乱したときは5つのことを考える（クールダウン法）

目を閉じて、まず5つ数えてください。

そこで、こころの中に水面をイメージしてください。こころの水面は静かに落ち着いているイメージです。

次に目を開いて、目に見えるものを5つ言ってください。

聞こえる音を3つ言ってください。

感じることを2つ言ってください。


実際に全部口に出して言ってみてください。

波だっていたり、ぐらぐらと煮えたぎっていたかもしれないこころが少し落ち着いてきたと思いませんか。


過去の親子関係の問題から抜け出せない方の中には、現在の家庭や職場などにその問題を持ち込み、さらに人間関係で悩み続けてしまう方がいます。それらの悩みは今、現在の問題という顔をしていながら、その影に古くて根が深く手ごわい問題が隠れていることがあります。そうした苦しい思いを抱えたまま過ごしている方の中には、時おり昔の苦しい記憶にさいなまれ、パニック状態になる方がいます。

そうした状態を「フラッシュバック」と言います。

フラッシュバックでは過去だけでなく、そこから現在や未来のことを不安に思ったり、いろんなことを考えすぎて混乱してしまうこともあります。

そうしたときに、やみくもに自分で「落ちつけ！」と思ってもうまくいかないことが多いでしょう。そんなときに、気持ちを鎮めるためにしてもらうこの方法を知っていれば、「混乱しても、今に戻ってくることができる」と安心して過ごしてください。

また、フラッシュバックの状態ではなく、日常的に、つい、くよくよと悩んでしまうときや、嫌な考えがバーッと広がって頭の中が占められてしまうことがあるかもしれません。そういうときは本当に苦しいものですが、その状態を自覚し、あなた自身の力で切り替えることができるように、普段でもこうした練習をやってみるとよいでしょう。

5つという数字にとらわれず、見えるもの、聞こえるもの、感じるものを大きな声を出して言うのもよいでしょう。不思議なことにそれだけで、今、座っているソファの柔らかさを感じるかもしれません。窓をあけていれば、季節の風を少し感じるかもしれません。

そのときそのときで、あなたの周囲にいろいろと小さな感触が現れ、「今」にしっかりとつなぎとめてくれることでしょう。記憶でも考えでもなく、まぎれもなくあなた自身の五感が働いて「今、ここ」の感覚がしっかりと働きだすのです。

人が「考える」こと自体はたかが知れています。

こう言うと誤解されてしまうかもしれませんが、「考える」ことは人間だけができる素晴らしい脳の働きでありながら、意外にやっかいな面も備えています。

精神科の治療法に「認知療法」というのがあります。これは悩んでいる方が「同じことをぐるぐる考えるだけ」に陥るのをやめさせる方法です。

みなさんもよく知っていることわざに「下手な考え休むに似たり」とあるぐらいですから納得できる方も多いはずです。

こころが疲れている方も心身が元気な方も、どちらもそれぞれ自分の思考パターンというのは大抵、決まっています。しかし、自分の考えだけに集中し、まわりが見えていないと自分の小さな考えがすべてのようになってそこから抜けられなくなります。すばらしいアイデアや思いつきを集中して考えているときは楽しいかもしれませんが、解決できない「悩み」や「苦しい考え」から抜け出せない状態は危険です。そんなときは自分以外に注意を向けて助けを求めてください。

つきつめて考えないタイプの人や、根がいいかげんな人は「あんまり考えてもしょうがないや」というふうに抜け出すことができますが、何でも抱え込んでしまう人や責任感が強く人に物事を託せない人は、抜け出す練習としてときどきこうした「現実を感じる」練習をしてみるのがよいでしょう。

どんなに苦しい問題も考えるのは「5分」に限定する

1日のうち、しっかり考えるのは5分だけにしましょう。

これは特にお父さんお母さんにアドバイスしたいことです。

相談にいらっしゃるみなさんを見ていて感じるのは、家族、特に子どもについて多くの親ごさんが熱心に考えているものの、一所懸命に考え続けて考え過ぎているということです。これは、親だからこその尊いことです。しかし、過ぎたるは及ばざるが如しと言うように、あまりにも子どものことばかり集中して考えすぎてしまうのは、どうも、よくないのではないかと感じます。

悩んでいる親ごさんにしたら「子どもの一生が自分にかかっているからがんばらなくちゃいけない」「自分が責任を持たなくては」と思いつめている気持ちも理解できます。

しかし、そんなときは思いきって、その問題を考える時間は朝の5分だけとか、昼休みの5分だけなど、「5分だけ」にしてみましょう。

後は自由に、自分を生きてください。

なぜなら、過剰になって疲れはててしまったら、自分が消耗するだけでなく結局は家族全員が消耗してしまいます。それは問題を抱えている親子にとっていい結果とはなりません。

なにごとも、自分で「今日はダメだな」と思ったら勇気をもってやめることです。子どもに向かってニッコリ笑いかけ、「今日はゴメンナサイ」で考えるのはおしまいにする。

親がくよくよ考えているとそのまわりの家族が気を使ってピリピリしていきます。みんなが気を使いあい、よくないとわかっているのに家族全員が不機嫌な顔になっていくよりは「考える」のをやめてしまうことです。

考え続けることでイライラとした雰囲気が充満している家庭。

それこそは、子どものためといいつつメルトダウンを起こし、よくない影響を及ぼしはじめている状態です。高いお金をかけて通わせる塾や学校、注意に注意を重ねて気をつけている交友関係などより、笑顔でリラックスした空気の家庭であることのほうが子どもによい影響を与えると思います。

真面目に考えるのは1日5分。あとは愛あるちゃらんぽらんで行きましょう。

身体を使って外の世界の空気を吸うこと

あなたが子どもの立場で、家族の関係を狭く感じはじめたら、思い切って外の世界に出かけていきましょう。親の立場だとしたら、子どもがそのような意欲を持ったら背中を押していただきたいと思います。

それから、親子のどちらの立ち位置に関わらず、いくつになっても挑戦する気持ちと外の世界へ出かけていく姿勢は大切にしたいものです。

人はこころに傷を受けていても、それが癒えれば、こころは成長していきます。自ら夢に向かっていけるようになると、外に働きかけていくことが増えます。自然に人との出会いでも触発されるような機会が増えます。

自分の夢を見つけ実現するために他人との競争やなりたい人をイメージするといった方法もあるかもしれませんが、一度そういうものはすべて脇に置いて、自分の身体を使って外に出てみるのもおすすめです。

頭でっかちな知識だけでは決して知り得ない、確実な手応えを得ることができます。そして、さまざまな出会いがあなたに多くのヒントを用意してくれていることでしょう。

引きこもり経験があるのに正反対のようで不思議に思われるかもしれませんが、第二章でも書いたとおり、私は若い頃から海外の見知らぬ土地を旅行することが好きでした。

旅先では、いろいろな気づきや励ましを得ることがありました。

中でもブラジルでの体験はとても印象に残っています。まったく何もないようなブラジルの山の中でアルコール燃料で走る車を初めて見たのです。それは東京農大のみなさんでしたが、ブラジルでたくさん作られているタロイモを原料にアルコール燃料を作り、それで走る車を作っていたのです。現代ではエコロジーの観点から農作物由来のアルコール燃料が注目されていますが、その当時はガソリンの代替として研究されていたのでしょう。

日系移民の方々が開拓して暮らしているその地域では、ガスをエネルギー源にしている冷蔵庫などとともに、生活に必要なものは知恵とアイデアを駆使し、自分たちで作り出しているのでした。私はそれを知ったときに、「自分が知らないだけで、世界にはこういう人たちがいるのだ！」と感銘を受けました。

その後、私は病院改革で孤軍奮闘することになりましたが、そんなときにも地球の裏側やその他の地域で出会ったユニークな人たちの存在を思い起こしては、励まされていたものです。

彼らの多彩でエネルギッシュで志高く奮闘している姿は、いつも私のこころを力づけてくれたのです。

おわりに

「いい子」だった子どもが学校へ行かなくなってしまった。

親にことごとく反抗して問題ばかり起こしている。

子どもがこころの病気になってしまったとき、親はとまどい、悲しみ、悩みます。

私のところへ相談に来る方の中には、「甘やかしたせいで子どもが病気になった」と言う方もいます。しかし、それは違います。いちばん苦しいのは子どもですが、子どもは家族の関係を調整し、自分を守るためにこころの病気になったようなものです。


問題を抱えている子どもはことごとく親がいやがることばかりするのに、その一方で親のことが大好きです。いつも親に好かれたいと思っています。親のことを心配しています。

だからといって、親が「こうだ」と信じていることを子どもも同じように思うかというとそうではありません。子どもには子どもの考えがあり、「そうじゃない」と言いたい場合があるということです。子どもは親とは違う人間で、親とは違う人生を生きていかねばなりません。子どもは病気になることでそれを伝えているのです。

こころの病気は親に対する強烈なメッセージです。

もしも、それを伝えることができず、病気にもならず、子どもが自分の人生を生きることができなかったとしたら、それは魂の殺人に等しいとさえ感じます。子どもがこころの病気になることで、家族はそれぞれ苦しい思いをしながら、あらためて家族について考える必要に迫られます。密着しすぎていた母親が周囲の意見に耳を傾けたり、家庭のことを人任せにしていた父親が家族と話す機会が増えたり。こうして、バラバラだった家族が一から組み立て直されていく。

子どものこころの病気は家族が再構築されるきっかけです。それは子どもからのプレゼントかもしれません。家族一人ひとりがよりよく生きるために、考え直すきっかけを与えてくれたのです。

子どものこころの病気に対して、親や世間は「かわいそう」とか「どこかが悪いんだ」「子どもがおかしくなってしまった」といった捉え方をしますが、私はそうではないと思います。

こころの病気になるのは、本人が弱いわけでも悪いわけでもありません。家族の中で感性豊かで繊細な子どもが、病気として家族関係の問題を提示してくれたのです。子どもが病気になることで家族が問題に向き合い、それ以上のメルトダウンを防いでいるのです。

思春期の子どもは未熟ですから、もがきながらやっていることは当然、支離滅裂です。しかし、彼らのおかげでその家族が立ち直っていくことができると捉えていただきたいのです。

私は「子どもさんのこころの病気は、家族が生まれ変わるきっかけで、それによってまとまっていくことができたと考えたらいかがでしょう」とご家族に伝えることがあります。そうするとみなさんホッとした顔をされます。こころの病気になることは、悪いことばかりではないということです。

こころの病気になった子どもたちの存在が、一つひとつの家族のメルトダウンを食い止め、社会全体のこころのメルトダウンを防いでいると信じています。

上村神一郎

2011年9月吉日

【著者紹介】

上村神一郎（うえむら・しんいちろう）

1950 年福岡生まれ。1976 年 帝京大学医学部卒業、1977 年帝京大学医学部精神科入局。2004 年医療法人青峰会理事長、2010 年くじらホスピタル院長。

精神病院を経営する父親の下、幼小時に対人恐怖症、青年期にひきこもり、50 歳まで続いた摂食障害に悩まされるなどの経歴を持つ。患者の尊厳を第一に考える精神科医療を希求して病院改革を行い、旧態依然とした精神科医療の変革に力を注ぐ。その精力的な活動と病院経営に対する先見性、卓越したアイディアには国内外から注目が寄せられている。

現在、東京都内と愛媛県で病院及び関連医療施設等を経営。2007 年に『医療福祉建築賞』を受賞した東京の「くじらホスピタル」は、精神科の入院治療の常識を覆す「開かれた精神科の病院」として開設。それまで、受入れ先の少なかった人格障害、摂食障害や PTSD の入院患者を受け入れ、日々治療にあたりながら精神科医療の質の向上に向けて努力を続けている。

くじらホスピタルホームページ
http://www.kujira-hp.jp/

メルトダウン家族
親子関係がつくる「こころ」の問題

2011年11月3日　初版発行

著　者　上村神一郎
発行者　野村直克
発行所　総合法令出版株式会社
〒107-0052　東京都港区赤坂1-9-15 日本自転車会館2号館7階
電話　03-3584-9821（代）
振替　00140-0-69059

印刷・製本　中央精版印刷株式会社

落丁・乱丁本はお取替えいたします。

ISBN 978-4-86280-279-8

総合法令出版ホームページ　http://www.horei.com /